中医药抗衰老

抗衰方剂发展演化与实践

张敏 著

北京出版集团
北京出版社

图书在版编目（CIP）数据

中医药抗衰老 ：抗衰方剂发展演化与实践 / 张敏著. —
北京 ：北京出版社，2022.8
ISBN 978-7-200-17204-1

Ⅰ. ①中… Ⅱ. ①张… Ⅲ. ①中草药—抗衰老药—研究 Ⅳ. ①R977

中国版本图书馆CIP数据核字(2022)第111324号

中医药抗衰老

抗衰方剂发展演化与实践

ZHONGYI-YAO KANG SHUAILAO

张敏 著

*

北京出版集团
北京出版社 出版

（北京北三环中路6号）

邮政编码：100120

网址：www.bph.com.cn

北京出版集团总发行

新华书店经销

雅迪云印（天津）科技有限公司印刷

*

170毫米×240毫米 15.75印张 162千字

2022年8月第1版 2023年9月第2次印刷

ISBN 978-7-200-17204-1

定价：46.00元

如有印装质量问题，由本社负责调换

质量监督电话：010-58572393

责任编辑电话：010-58572383

推荐序一

中国工程院院士
北京中医药大学东直门医院前副院长
中医脑病专家
田金洲

老化是人类生命过程的必然规律，人的自然寿命即“天年”应为百岁，如《素问》所云“上古之人,春秋皆度百岁，而尽终其天年”。而三国嵇康所撰《养身论》云“上寿百二十，古今所同”，即人的最高寿命即“上寿”可达120岁。因此，寻求有效的延缓衰老途径，促进健康老龄化，使老年人老而不衰、衰而不病，以尽享天年，一直是人类共同面临的重大课题。

中医学已有2000多年历史，自《黄帝内经》以降，几乎历代都有与衰老相关的著作流传于世，在养生益寿、延缓衰老和抗衰防病方面积累了丰富的知识和方法，为当今老龄化社会提供了宝贵的经验。前不久，张雪亮教授请我为他曾经指导过的张敏博士在其毕业论文基础上编写的《中医药抗衰老　抗衰方剂发展演化与实践》一书作序，使我想起了30年前与张雪亮教授在中医长生抗衰领域一次有意义的合作，我们不仅被我国古人的智慧所感动，而且也对整理和研究这些古代经验的必要性有了更深刻的认识。

本书将中医古籍对衰老的认识进行了系统回顾，从中筛选出

530首相关方剂，并借助数据挖掘等现代技术，对这些方剂的药物配伍规律进行统计与分析，以梳理出我国古代抗衰老方剂的发展历程，并对出现频率较高的药物从现代药理学角度进行重点诠释。书中还选取有代表性的古今长寿医家与养生家的长寿养生见解进行归纳总结，同时选取15首抗衰老经典名方，从出处、组成、制剂用法、功能主治方面逐一进行系统的整理分析，并结合作者对方药的理解进行了解析。

本书可给予中医临床工作者和科研人员以启示，也可为中老年人选用养生益寿方药提供参考，故为之序。

2022年2月28日于北京

推荐序二

中国中医科学院医史博物馆副馆长
第七批全国老中医药专家
中医养生专家
张雪亮

说到中医学的目的，很多人自然会想到治病救人，但实际上，中医学的首要目的，或者说最终目的并不是这个，而是怎么样帮助人长寿。不仅长寿，最好活到百岁。不仅活到百岁，还要身心都健康地活到百岁，而不是早早痴呆，糊里糊涂，连儿女都不认识。这在《黄帝内经》里面叫“形与神俱，而尽终其天年，度百岁乃去”。因此，看到这本研究历代中医抗衰老方剂的书，从事中医药行业40余年的我乐意为之写序。

我在2016年5月发起成立了世界中医药学会联合会医养结合专业委员会，在开幕式上我这样说：“为了你，为了我，为了每一个老人和终将老去的人。不是为了你，不是为了我，为了我们伟大的中华民族，为了我们伟大的中医药学，我们要关心医养事业，关心‘医养结合’。”这本书符合医养一体化的理念，作为医养结合专业委员会的发起人、第一任会长的我乐意为之写序。

遥想1991年，我才27岁，便与田金洲博士（2021年成为中国工程院院士）合写了《中医长生抗老术》，介绍了古今医家创立的一些延缓衰老的方法，是对前人经验的总结。这些年来，我也一直致力中医养生的理论与实践研究，这本书引起我极大的兴趣，也是我的专业所在，因此，关心中医延缓衰老数十年的我乐意为之写序。

作者2015年跟随我在中国中医科学院攻读养生方向的博士学位，她对于抗衰老的古籍文献和方剂研究情有独钟，毕业论文也与之相关，工作以后一直笔耕不辍，如今写就了抗衰老方剂研究的书籍。能够在自己真正感兴趣的领域不断深入研究，作为导师我很欣慰，也为这份精神所感动。因此，作为养生方向博士生导师的我乐意为之写序。

明年我将步入花甲之年，成为老年人群中的一员，也会更加关心有关养老的诸多问题，希望这本书的出版能对临床大夫和关心、从事养老事业的人们有所帮助，使更多的老年人从中受益，延缓衰老，像《黄帝内经》说的那样，形与神俱地活到百岁。

总而言之，我乐意为之写序。

2022年2月于中国中医科学院

推荐序三

中国抗衰老促进会理事长

刘仁富

激发生命活力，促进延年益寿是中国抗衰老促进会的使命；发掘整理、传承弘扬中医药在抗衰老中的功效与作用，也是中国抗衰老促进会的职责。中医药是中华民族的国粹，具有独特而完整的理论体系与技术方法，反映了中华民族对生命、健康和疾病的认识。中医学研究益寿延年的方法历史悠久，积累了极其丰富的防衰抗老理论和实践经验，为人们的健康长寿做出了巨大的贡献。

第七次全国人口普查结果显示，2021年我国60岁及以上人口数已达2.64亿，占全国总人口数的18.7%，距深度老龄化仅有一步之遥。《“健康中国2030”规划纲要》指出，“实现国民健康长寿，是国家富强、民族振兴的重要标志，也是全国各族人民的共同愿望”，应“充分发挥中医药独特优势”，“发展中医养生保健治未病服务”，“促进健康老龄化”。随着人们对美好生活的追求，对更高生活质量的向往，亟需一种让人们认识中医药抗衰老的途径。古香馥郁的《中医药抗衰老　抗衰方剂发展演化与实践》一书，为大家指明了方向。作者基于当下社会的需求和中医学的自身优势，将中医学对衰老的认识进行了历史性回顾，系统阐述了中医药抗衰老方剂的萌芽、形成、发展、实践过程，从方药的角度梳理了中医衰老学说的发展历程。

中医药是一个伟大的宝库，是中华民族智慧的结晶，愿中医药不断为中国人民、世界人民做出更大贡献。愿更多的中医药工作者，在总结推广、研究开发中医药抗衰老事业中创造新的业绩。在此，也特别感谢本书作者张敏女士的辛勤付出。

2022年7月18日

前　言

古往今来，健康长寿一直是人们的普遍愿望和追求目标。然而，“生、长、壮、老、已”，是自然界一切生物的必然生命过程，人类自不例外。人体在生长发育达到成熟期以后，衰老就已经开始了。衰老，是指随着年龄的增加，机体各组织器官缓慢出现、普遍发生的不可避免的退行性变化过程。伴随机体生理功能衰退而患的老年病，是影响人体身心健康和寿命的最大威胁。延缓衰老的本质是预防和缓解老年病造成的危害，从而达到健康长寿、老而不衰的目的。

在《楚辞》中即有“年既老而不衰”的记载。人类孜孜不倦地探寻长生不老之术的历史源远流长，几乎与人类的文明史并驾齐驱。为使人类能健康长寿并且高质量地达到自然寿限，古今中外的医学家、科学家们从不懈怠地进行着深入的研究和探索，探求衰老的原因和发生机制，以及防止早衰和延年益寿的方法。现代研究表明，采取适当的措施、调养得当，衰老的进程是可以延缓甚至是可以逆转的。

中医学的衰老理论起源于先秦，成书于2000年前的中医学巨著《黄帝内经》，养生学作为其重要的组成部分，在理论、方法等方面就已有了较为系统的体系，而养生的终极目标是保养生命，健康长寿，老而不衰。药王孙思邈是历史上公认的长寿之人，他提倡针对性地服用药物，以益寿延年、防老抗衰，主张“人年四十以后，美药当不离于身”。数千年来，历代医家不断探索与实践，积累了完善的抗衰老理论与方法，创作了大量具有益寿、延年、增寿、耐老功效的抗衰老方剂，散落在中医古籍中，为中医学抗衰老研究留下了丰富的素材。

作者搜集了1911年以前的中医古籍中所载的530首抗衰老方剂，基于古代抗衰老方剂庞大的数据基础，运用数据挖掘技术，对延缓衰老方剂的药物配伍规律进行深入的分析，探索古代医家的抗衰老经验。衰老与衰老相关疾病是复杂的系统性问题，抗衰老复方作为一个有机的整体，全方位、立体化地发挥延缓衰老作用，探索抗衰老复方中药物的配伍规律，提炼高频药物和药组：一方面，为有抗衰老需求者便捷选用安全有效的方药提供依据；另一方面，从以药测证的反向思维，探索中医衰老学说的发展脉络，为中医临床工作者和科研人员提供指导。现代药理学研究也从不同的方面阐明了抗衰老方剂的作用机理，为中医学的衰老理论做出了科学的阐述与呈现。

随着社会稳定、经济发展、人民生活水平的提高，特别是医疗条件的改善，人们对健康长寿的渴望空前高涨。然而，在科技高度发达的当代社会，环境问题、社会问题、个人精神问题层出不穷，成为达此愿想的绊脚石或危险因素而又无法避免。对于中老年人来说，老化无时无刻不在发生，伴随而来的退行性老年病发病率不断攀升。面对中国人口老龄化日益加剧的现实，研究并筛选古代抗衰老方剂，以专业、安全和有效的方式呈现，用于中老年人预防和养生保健，率先干预，延缓衰老，让更多的老年人老而康健，免受老病相加的摧残，真正享受天伦之乐，造福人类长寿事业，是我们中医人义不容辞的责任和使命。

目录

第一章 衰老与抗衰老概述

第二章 中医衰老学说

第三章 古代抗衰老方剂及其发展史

第四章 古今抗衰老方剂组方模式

第五章 古今医家抗衰老养生实践

第一章

衰老与抗衰老概述

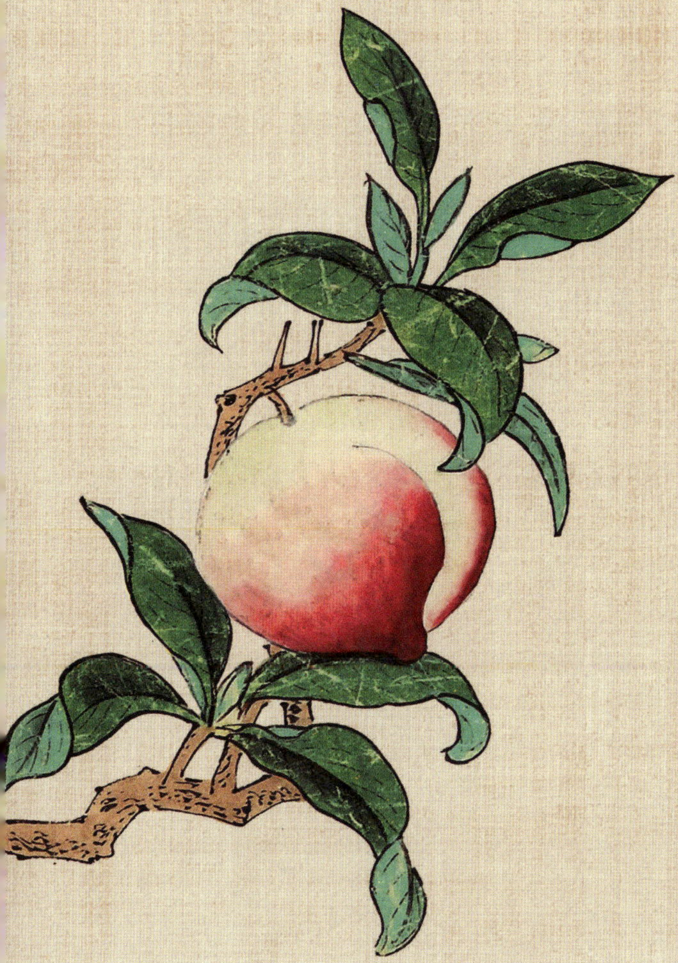

什么是衰老

“衰”在《说文解字》中本义为“艸雨衣，秦谓之萆”，即用草编织的雨衣；在《汉语大字典》中释为“古代用粗麻布制成的毛边丧服”。清代段玉裁注释为：“后世异其形，异其音。”如《左传·庄公十年》：“一鼓作气，再而衰，三而竭。”《新五代史·伶官传序》：“盛衰之理，虽曰天命，岂非人事哉。”《石壕吏》：“老妪力虽衰，请从吏夜归。”《战国策·触龙说赵太后》：“老臣贱息舒祺，最少，不肖，而臣衰，窃爱怜之。”由此衍生出“减退”“削弱”“衰弱”“衰老”等义。“老”在《说文解字》中：“老，考也，七十曰老。从人毛匕，言须发变白也。”衰老，是指随着年龄增长而出现的人体功能的衰退和衰弱。

“衰老”一词最早见于《吕氏春秋·仲秋纪·仲秋》：“养衰老，授几杖，行麋粥饮食。”中医古籍中，“衰老”一词最早见于《黄帝内经太素·卷之三·阴阳》：“若人能修道察同，去损益之病，则阴阳气和，无诸衰老，寿命无穷，与天地同极也。”形容人体功能的衰退、衰弱，与《现代汉语词典》“年老精力衰弱”，对衰老的解释一致。

现代医学对衰老的定义

《中国衰老与抗衰老专家共识（2013 年）》指出：衰老，是指随着年龄的增加，机体各组织器官缓慢出现、普遍发生的不可避免的退行性变化过程。《哈兹德老年医学》[1] 中对衰老的定义是："衰老是一个由年轻人变成老年人的过程。这一过程使健康的、不需要医疗就能很好生活的年轻人转变成健康逐渐恶化、死亡风险随之上升的老年人。"衰老是人生命过程中的一种不可抗拒的自然规律，表现为体形、体能、姿态、容貌、心理等方面的不断衰退，并与年龄增长成正比关系。衰老是普遍发生的生物学过程，是个体自然死亡的必经步骤，在此过程中伴随着个体机能的衰退和疾病风险的升高或疾病的发生。

衰老与老化

衰老与老化均指人体随增龄而出现的变化，概念基本一致，但也有些区别。老化强调的是人体在性成熟期以后，随着年龄增长而出现的功能、结构等方面的退行性变化。衰老强调的是人体随年龄增长而出现的各种衰弱征象，是老化的结局。

---

[1]作者注：《哈兹德老年医学》由Jeffrey B.Halter、Joseph G.Ouslander、Mary E.Tinetti等著作，是老年医学欧美版的经典巨著，1985年出版后反复修订，其内容先进全面，其宗旨是预防和治疗与老年相关的所有疾病及问题，最大限度地维持和恢复老年人的功能状态，提高其生活质量。中华医学会老年医学专业委员会组织180多位全国老年医学专家精心翻译了《哈兹德老年医学（第六版）》，力争使其成为全国老年医学教育和老年医学临床工作的重要参考书。

衰老与老年病

衰老和老年病非同一概念，但两者具有同源性，机体的退行性改变是两者共同的生理病理基础。

老年病，顾名思义指的是老年人多发的疾病，随着年龄增加发病率升高，是与衰老密切相关的疾病的总称。一般可分为两类：一是老年常见病，是指中青年可发病而老年人患病率明显增高的疾病，如高血压、糖尿病、冠心病、高脂血症、动脉粥样硬化、脑血管疾病、恶性肿瘤等，这类疾病发病机制尚不清楚，临床缺乏特效疗法，从中青年时期开始预防甚为重要；二是老年特发病，即只发生于老年人的特有疾病，如钙化性心脏瓣膜病、老年期痴呆、退行性骨关节病、骨质疏松症、老年性白内障、前列腺增生等疾病，多缺乏有效的治疗方法，只能对症治疗，会明显降低老年人的生活质量。

老年病大多属于退行性疾病，是在人体组织器官老化和生理功能减退的基础上发生的，伴有多个脏腑虚损的表现，属“因衰致病”。此外，衰老是脏腑精气渐进性损耗，生理机能减退，使老年人易遭受致病因素的伤害，属“衰而受邪”。大量研究表明，衰老是老年病发生的共同病因，90% 成年人疾病都与衰老密切相关，这正如著名的衰老研究专家，北京大学的童坦君院士指出的：“衰老是老年病的百病之源。”正确认识老年病的病因，对于老年病的预防和治疗尤为关键。

令人担忧的是，从现实情况来看，老年病的发生普遍呈现明显的年轻化趋势。如 45 岁左右患骨质疏松症的大有人在，60 岁前患老年期痴呆者也非少见，这与个体差异导致的早衰有密切关系。

生理性衰老与病理性衰老

衰老可分为生理性衰老和病理性衰老。生理性衰老是指人体随年龄增长出现的渐进性的生理退化过程，直至走向生命终期，与疾病、营养和代谢无关，只与年龄变化相关。病理性衰老是由于疾病等因素引起的人体老化改变。

生理性衰老为疾病的发生提供了基础，病理性衰老又成为生理性衰老的加速器，两者互为因果，形成不良循环，对人体健康造成严重危害。举个例子来说，现代研究表明，衰老会导致人体大脑松果体萎缩，其分泌的褪黑素量减少，导致老年人入睡困难和夜寐易醒等睡眠障碍，从而加速衰老。长期饱受失眠等精神疾病困扰的人，面容憔悴、乏力健忘、精神萎靡，单从容貌上看就要比睡眠充足的同龄人衰老很多；此外，失眠还可引起人体内分泌失调与一系列脏腑功能损伤，加速衰老进程。

然而，很难严格区分生理性衰老与病理性衰老。衰老并不是高龄人的专利，有些中青年也会出现老年斑、头发变白等未老先衰的临床特征。至今也仍然没有找到绝对与年龄相关、与疾病或其他状态无关的衰老症状和生物标志物。

老年人的年龄界限

关于老年人的年龄界限，古今标准不一。《灵枢》曰："人年五十以上为老。"宋代《太平御览》曰："六十曰老。"《说文解字》载："七十曰老。"由于老化过程是逐渐进行的，同一个人各器官的老化速度尚且不同，不同个体间的差异更大，很难明确是从何时进入老年的。各国的环境和人种遗传因素不同，平均寿命不同，人群年龄组的划分标准也不一致。在西方发达国家，以 65 岁以上为老年期。根据我国实际情况，中华医学会老年医学分会把年满 60 岁作为我国的老年标准。60 岁以后，机体生理功能减退，适应能力降低，发病率较青壮年时期显著增加，所以把 60 岁作为划分老年的界限是适当的。

目前我国对年龄组的划分标准：

0~24 岁 生长发育期

25~44 岁 成熟期（又称成年期）

45~59 岁 老年前期（又称初老期）

60~89 岁 老年期

90 岁以上 长寿期

100 岁以上 百岁老人

世界卫生组织对年龄组的划分标准：

0~44 岁 青年人

45~59 岁 中年人

60~74 岁 年轻老年人

75~89 岁 老年人

90 岁以上（含 90 岁） 长寿老人

人类最高寿命

最高寿命是指在没有外因干扰条件下，从遗传学角度人类可能存活的最大年龄。最高寿命与老化速度密切相关。

早在先秦时期，我国古人就对人的自然寿命有了十分客观的估计。《老子》曰："人生大期，以百二十为限"，此与现代医学对人体寿命极限的预测约为120岁十分接近。以性成熟期（14~15岁）的8~10倍，生长期（20~25岁）的5~7倍计算，人类最高寿命为110~175岁。20世纪60年代美国著名老年学家海弗里克的体外二倍体细胞培养实验结果表明，人胚肺二倍体成纤维细胞传代次数为50代，分裂周期平均为2.4年，从而推算出人类寿命为120岁左右。

然而全球人类的平均寿命与最高寿命仍有很大的差距，衰老和因衰老而高发的老年病是最高寿命的两大威胁。因此，推迟和延缓衰老，是人类健康地达到最高寿命的关键。

衰老的表现与特征

衰老的主要表现为如下三大方面：①适应能力减退；②储备能力减少；③抵抗力下降。具体表现为头发花白、皮肤皱纹增多、皮肤色素沉积或脱失、行动迟缓、脊柱弯曲、听力和视力下降、生殖功能衰退、免疫功能下降、相关激素分泌减少、记忆功能减退及多种脏器功能退化等复杂的全身性变化。

衰老的特征概括为五性：普遍性、累积性、渐进性、内生性、危害性，这就是所谓的“衰老的金标准”[2]。

衰老的普遍性：衰老是真核生物普遍存在的现象，任何生物个体都将不可避免地走向衰老和死亡。

衰老的累积性：人体到成熟期后，机体的某些细胞组织器官便开始老化，只是改变很轻微，只有积累到一定程度后，机体的形态结构才出现明显的退行性变化，表现出衰老症状。

衰老的渐进性：衰老是一个渐进的演变过程，衰老的渐进性使我们难以区分衰老与老年病，也给与衰老相关的生物标志物研究带来重重困难。

衰老的内生性：衰老的内生性有助于解释衰老的个体差异。内生性是指衰老像生长发育一样，也是生物的固有特性，是由遗传基因和相关遗传背景决定的，是相对于病原微生物引起的大量传染病而言的。

衰老的危害性：衰老的危害性是不言而喻的，衰老的程度越重，机体的生理功能越差，发生疾病的概率越高，生活质量越低，个体的寿命就越短。

[2]何琪杨.老年病的特征及其与衰老的关系[J].成都医学院学报,2013,8(04):365-368.

人体主要系统及免疫代谢功能的老化与相关老年病

神经系统的老化与相关老年病

神经系统的老化主要表现为脑质量减轻、神经细胞减少、神经纤维传导速度减慢及神经递质的减少等。研究表明，大脑质量在人体发育到性成熟期时约 1400 克，60 岁时减少 6%，80 岁时减少 12%。去甲肾上腺素、多巴胺、乙酰胆碱、5- 羟色胺等神经递质的释放在 30 岁时即开始下降，到 60 岁时，多巴胺下降可达到 50% 左右。

去甲肾上腺素分泌减少，可出现抑郁和睡眠障碍；去甲肾上腺素、多巴胺和 5- 羟色胺的分泌同时减少，可导致老年期痴呆和帕金森病。

心血管系统的老化与相关老年病

心血管系统的老化主要表现为心脏功能减退、心脏内分泌功能下降、心脏质量增加、左室壁肥厚、动脉粥样硬化、微循环障碍等。60 岁的老年人较 30 岁时心脏质量可增加 25%，而心脏搏出量则下降 30% 左右。微循环自 30 岁起即开始出现老化，表现为微血管迂曲纤细、血流变慢，容易形成微血栓。

动脉粥样硬化在 35 岁左右发展最快，若不进行积极有效的干预，随增龄进一步发展，40 岁以后高血压、冠心病、心脏瓣膜病、脑血管疾病、微循环障碍等的发病率会明显上升。

呼吸系统的老化与相关老年病

呼吸系统的老化主要表现为上呼吸道（鼻、咽、喉）、气管、支气管等的上皮细胞减少、黏膜变薄、腺体萎缩、弹性组织减少、防御功能减弱，以及肺泡与肺泡管扩大、肺泡面积减少，肺通气功能下降、残气增多、气体交换能力下降等。自30岁，最大通气量、动脉血氧分压、运动负荷氧最大摄取量及肺泡面积、肺表面活性物质的分泌水平等，均随增龄开始下降，表明呼吸系统的老化已经开始了。

呼吸系统的组织形态老化与通气、换气功能、防御功能下降，是老年人易患肺部感染、肺气肿、肺结核、肺癌等呼吸系统疾患的主要因素。

内分泌系统的老化与相关老年病

内分泌系统的老化主要表现为垂体功能的老化、甲状腺与甲状旁腺分泌功能的老化，以及胰岛素、性激素、褪黑素的分泌减少。生长激素是垂体分泌的，能维护人体健康、预防老年病的一种激素。它具有抑制脂肪产生、加速骨代谢、提高骨密度、增加心排出量、改善肾功能、促进肝脏分泌胰岛素样生长因子等功能。进入性成熟期之后，生长激素的分泌即开始下降，代表人体心、肾等脏器功能也开始老化，患骨质疏松症、糖尿病、冠心病等的机会相应增加。

甲状腺素（T4）和三碘甲状腺原氨酸（T3）分泌减少，与胰岛素分泌不足，均可导致糖尿病、血脂紊乱等代谢性疾病的发生。

女性 35 岁开始，雌二醇（E2）水平急速下降，男性 40 岁开始，睾酮（P）水平开始下降。体内 E2 和 P 水平的降低，可引起更年期综合征、高脂血症、冠心病、心绞痛、骨质疏松症等疾患。褪黑素具有调整神经内分泌、抗应激、增强免疫、改善睡眠、抗氧化等功能，低水平的褪黑素可加速人体衰老，从而易患多种老年病。

泌尿系统的老化与相关老年病

泌尿系统的老化主要表现为肾小球数目减少、肾小管功能减退、肾动脉硬化、肾血流量降低、肾小球滤过率下降、肾脏的内分泌功能减退等。肾小球数目自 40 岁时即开始减少，60 岁时可减少至 50%，由于肾小球较强的代偿功能，肾小球的滤过率下降稍缓慢一些。

泌尿系统的老化与免疫功能的降低，可使老年人易患慢性尿路感染；随增龄引起的肾功能逐渐下降，与高血压、糖尿病等老年病的双重影响，令老年人易患慢性肾功能衰竭；肾脏内分泌功能减退，前列腺素分泌减少和维生素 D 合成减少，致使老年人易患血栓性疾病和骨质疏松症。

免疫功能的老化与相关老年病

机体免疫功能随增龄出现老化表现，人体的胸腺组织从青春期即开始萎缩，到 40 岁时，80% 以上的胸腺组织已被脂肪组织所取代。T 淋巴细胞和 B 淋巴细胞数目减少，NK 细胞活性降低，淋巴细胞转化率降低，T 淋巴细胞分泌白介素 2（IL–2）、白介素 3

（IL-3）和粒细胞巨噬细胞集落刺激因子（GM-CSF）减少，神经白细胞素（NLK）的活性降低；血清 IgG、IgA 升高，IgM 无明显改变，但血清中天然抗体滴度下降，自身抗体水平明显升高，与此同时，外周血液中免疫复合物可出现不同程度的升高等。

细胞免疫与体液免疫功能的下降，导致老年人易患感冒、肺炎、尿路感染、胆道感染等感染性疾病。自身抗体和免疫复合物水平的升高，使老年人易患类风湿性关节炎、甲状腺炎、慢性骨炎、糖尿病、动脉硬化、癌症等自身免疫疾病和免疫损伤性疾病。

代谢功能的老化与相关老年病

随增龄可出现脂代谢异常，表现为血清总胆固醇（TC）、低密度脂蛋白（LDL）、甘油三酯（TG）不同程度的升高，高密度脂蛋白（HDL）降低，从而导致动脉粥样硬化（AS）的发生。AS 日趋加重，可引起心、脑、肾等重要器官缺血，进一步引起神经元迟发性死亡、促进血栓形成和产生大量毒性氧自由基，诱发冠心病与脑血管疾病，对人体造成多方面的损害。

中年以后，胰岛功能减退，空腹血糖和餐后血糖随增龄而升高，机体逐渐出现糖代谢紊乱。表现为细胞摄取葡萄糖、葡萄糖 6- 磷酸化和糖原合成障碍，体内过剩的葡萄糖一部分转化为脂肪储存于体内，一部分与蛋白质发生非酶促糖化反应，形成不可逆“老化型糖化终末产物”沉积在细胞质内，促使细胞变性和坏死，从而引发糖尿病、肥胖症、代谢综合征、冠心病和脑卒中等严重疾病。

蛋白质代谢障碍可引起低蛋白血症、贫血和营养不良；核酸代谢障碍，导致抗脂质过氧化能力下降，免疫功能下降，易患感染性疾病；同时DNA易被自由基攻击而损伤，引起基因变异和基因表达异常，从而导致自身免疫性疾病以及与基因变异或基因表达异常有关的疾病。

随年龄增长，机体抗氧化能力不断下降，体内增多的自由基，可直接损伤细胞和影响基因表达。目前公认的与自由基损伤密切相关的疾病包括心脑血管疾病、自身免疫性疾病、恶性肿瘤等。

衰老的机制

衰老是遗传和内外环境等多种复杂因素相互作用的生物学过程，关于衰老的机制研究，历经数百年而经久不衰，其学说众多不一，包括遗传程序、自由基、交联、DNA修复缺陷、脂褐素、内分泌、免疫、染色体突变、体细胞突变、生物膜损伤、自然演进、溶酶体膜损伤、密码子限制、大脑衰退等。衰老的分子机制包括衰老基因、细胞生长停滞与凋亡、DNA损伤的累积与修复能力减退、基因调控能力减退等方面[3]。

[3]耿德章.中国老年医学[M].北京:人民卫生出版社,2002:17-34.

衰老征象的中医认识

《黄帝内经》是中医理论的奠基之作，最早论述了衰老的征象。《素问·上古天真论》中“动作衰”“面焦”“发堕”“天癸竭”“形坏无子”“发堕齿槁”“发鬓斑白”“精少”“身体重，行步不正”。《灵枢·天年》中“目始不明”“苦忧悲”“皮肤枯”“言善误”。《素问·阴阳应象大论》中“年四十，而阴气自半也，起居衰矣；年五十，体重，耳目不聪明矣；年六十，阴痿，气大衰，九窍不利，下虚上实，涕泣俱出矣”。上述均是对衰老之征的具体描述，后世医家亦在论著中详细描写了衰老之象。

唐代孙思邈《千金翼方·养性·养老大例第三》：“人年五十以上，阳气日衰，损与日至，心力渐退，忘前失后，兴居怠惰，计授皆不称心。视听不稳，多退少进，日月不等，万事零落，心无聊赖，健忘嗔怒，情性变异，食饮无味，寝处不安，子孙不能识其情，惟云大人老来恶性不可咨谏。”开创性地指出，人年老之后，身体机能衰退的同时伴随着性情的变异。

宋代陈直《养老奉亲书·医药扶持第三》：“上寿之人，血气已衰，精神减耗，危若风烛，百疾易攻，至于视听，不至聪明，手足举动不随，其身体劳倦，头目昏眩，风气不顺，宿疾时发，或秘或泄，或冷或热，此皆老人之常态也。”形象地描述了老年人的生理机能减退、机体适应性降低和更易感染疾病。

元代王珪《泰定养生主论·论衰老》：“少壮既往，岁不我与……气逐神消，荣卫告衰，七窍反常，啼号无泪，笑如雨流，鼻不嚏而出涕，耳无声而蝉鸣，吃食口干，寐则涎溢，溲不利而自遗，便不通而或泄，由是真阴妄行，脉络疏涩，昼则对人瞌睡，夜则独卧惺惺。”细致入微地描述了老年人的七窍功能失常。

元代朱丹溪《格致余论·养老论》：“人生至六十、七十以后，精血俱耗，平居无事，已有热证。何者？头昏，目眵，肌痒，溺数，鼻涕，牙落，涎多，寐少，足弱，耳聩，健忘，眩运，肠燥，面垢，发脱，眼花，久坐兀睡，未风先寒，食则易饥，笑则有泪。但是老境，无不有此……夫老人内虚脾弱，阴亏性急。内虚胃热则易饥而思食，脾弱难化则食已而再饱，阴虚难降则气郁而成痰，至于视听言动，皆成废懒。百不如意，怒火易炽。”对衰老之征进行了全面描述，同时也是年老之人患有多种老年病的真实写照。

上述文献中对老人衰老征象的描述颇为形象具体，包括体态、动作、机能，甚至还有情志方面的改变，如“心无聊赖，健忘嗔怒，情性变异”。可见衰老是复杂的全身性变化，表征具有多样性和病态反应性，不能以单一症状描述衰老。同时衰老与老年病往往合并出现，而难以区分生理性衰老和病理性衰老，或者说衰老是一个复杂的、多层次的生理病理学过程。

抗衰老

首先我们应该明白，衰老是一种不可抗的自然规律，只能积极应对，有效延缓其进程，提高生活质量，而不能杜绝衰老。

所以，抗衰老又称作延缓衰老，是指基于衰老的机制，采用各种方法包括服用保健品及药物等，减慢衰老进程的主动保健体系。名词术语规范化中抗衰老的定义，是指帮助人们延缓机体衰老进程，促进整体健康，使机体在遗传因素决定的寿限内保持较好的智力和体力，提高生活质量，以达到延年益寿的养生措施和保健方法。这很好地诠释了抗衰老的目的，抗衰老不仅仅是延长个体寿命，更重要的是延长机体维持良好生理功能的时间，预防老年病的发生。抗氧化不等同于抗衰老，抗衰老更不是美容界的注射玻尿酸、去皱纹。

近百年来，科研工作者研究提出的众多衰老机制学说，都说明了引起衰老的原因是复杂的，衰老的过程是多系统的。抗衰老的方法应是综合性的，早在中医古籍中已有非常精辟的论述，“食饮有节，起居有常，不妄作劳，故能形与神俱，而尽终其天年，度百岁乃去”（《素问·上古天真论》），“顺四时而适寒暑，和喜怒而安居处，节阴阳而调刚柔”（《灵枢·本神》），良好的衣、食、住、行、作息等生活习惯，稳定良好的心理状态，是健康缓慢地老去的基石；“养生之术，凡百有节。人之寿夭，在乎调摄，一有所偏，百病俱发。……犹树根枯，治当补接，斡旋元气，滋养枯竭”（《寿世保元·摄养良箴》），适当调摄和滋养也是非常必要的。

当今社会生活节奏的加快，高负荷的脑力、体力活动，不规律的作息，不健康的饮食，导致精力、体力过度透支，脏腑功能易受损而难于修复，衰老过早地发生。正如《素问·上古天真论》篇曰，“以酒为浆，以妄为常，醉以入房，以欲竭其精，以耗散其真，不知持满，不时御神，务快其心，逆于生乐，起居无节，故半百而衰也”。酗酒纵欲、起居无常、妄劳无度、喜怒无节，均可导致脏腑精气过快过早地消耗，从而使人体衰老加速，与之相关的老年病高发，不仅自身生存质量下降，还给家庭和社会造成沉重的负担。

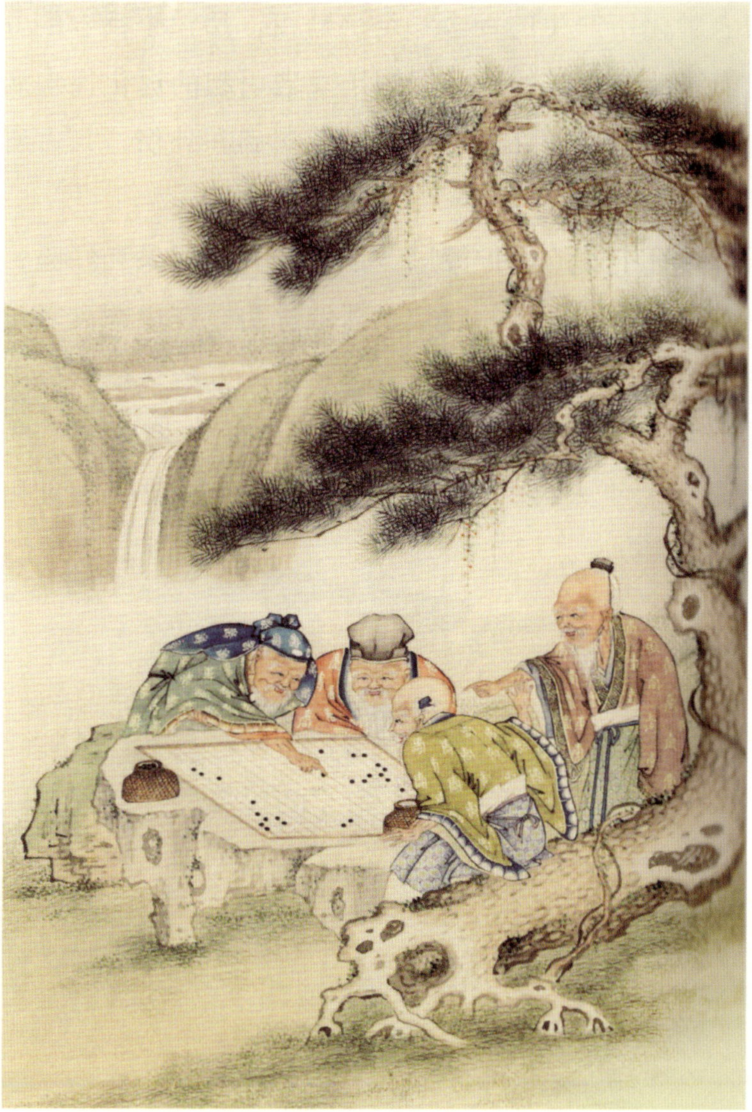

清 张恺 群仙祝寿图册之弈棋图

早期积极地抗衰老，延长健康的生存期限，可以带来丰厚的社会效益，节约巨额医疗开支，有利于国家经济良好循环，从而化解人口老龄化所产生的社会和经济危机，是整个社会的共同需求。据美国统计，90% 的医疗费用于衰老引起的退化性疾病患者的生命维持上，而遗传性疾病、传染性疾病和外伤，只占所有疾病治疗费用的 10%[4]。

中医药具有丰富的保护健康、预防疾病的成果和经验，中医药抗衰老具有方法纯天然和疗效显著的优势。在中医衰老学说的指导下，中老年人群选择服用安全、平和的方药，是积极主动延缓衰老的一项有效举措，从而达到颐养生命、增强体质、预防疾病，提高中老年人群的生存质量，延长健康期望寿命和平均寿命之目的。

[4]张伟,郑松柏,夏世金,孙涛,于晓峰.抗衰老医学[J].成都医学院学报,2012,7(03):344-347.

第二章 中医衰老学说

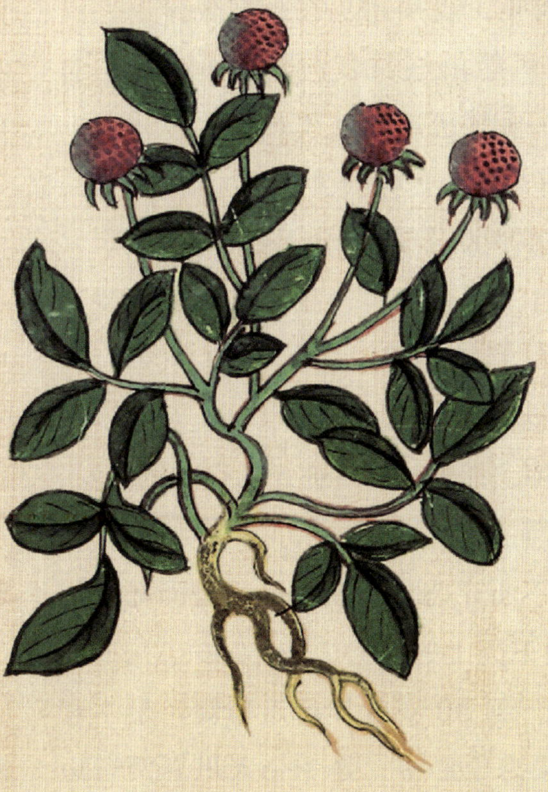

中医的衰老学说历史悠久，是中医学延缓衰老方法的指导原则和基石，古往今来医家们在长期的医疗实践中对衰老的认识不断深入，对衰老理论不断探索，提出了各自不同的观点和看法，形成了丰富的中医衰老学说，包括五脏虚衰学说、肾虚学说、脾胃虚衰学说、虚实夹杂学说、阴阳失调学说、精气神虚衰学说，及先后天学说等。

五脏虚衰学说

以《黄帝内经》为代表的五脏虚衰学说，是最具有影响力的中医衰老学说之一。《灵枢·天年》篇描述了在正常规律下，以10岁为发展阶段，人体的生理机能由盛及衰，无疾而终的生命历程："人生十岁，五脏始定，血气已通，其气在下，故好走；二十岁，血气始盛肌肉方长，故好趋；三十岁，五脏大定，肌肉坚固，血脉盛满，故好步；四十岁，五脏六腑十二经脉，皆大盛以平定，腠理始疏，荣华颓落，发颇斑白，平盛不摇，故好坐；五十岁，肝气始衰，肝叶始薄，胆汁始减，目始不明；六十岁，心气始衰，苦忧悲，血气懈惰，故好卧；七十岁，脾气虚，皮肤枯；八十岁，肺气衰，魄离，故言善误；九十岁，肾气焦，四脏经脉空虚；百岁，五脏皆虚，神气皆去，形骸独居而终矣。"

30岁以前，人体五脏精气不断充盛、气血逐渐旺盛而畅通，肌肉逐渐丰满坚固，生机具有自下而上的趋势，从10岁小儿喜欢奔跑，20岁青年行走步伐轻快，到30岁壮年行走稳健，是生理机能由弱至盛的阶段（"走"原为象形字，是一个人甩开两臂迈开大步朝前奔跑的形象，古代汉语中的“走”相当于现代的“跑”；古人认为“徐行曰步，疾行曰趋”，古代的“趋”，相当于现代的“快步走”；“步”的本义才是正常地行走）。

40 岁是人体发育的转折点，此时五脏精气最盛，盛极而衰，由此开始出现衰老的征象，皮肤与肌肉开始松弛，面部荣华也不如年轻时滋润，双鬓开始出现白发，机能衰退，较之前走路容易疲乏，所以喜欢坐着。

从 50 岁开始，五脏按照肝、心、脾、肺、肾的顺序，逐一趋向衰弱，最终五脏皆虚、神去而寿终。因为肝应少阳春之气，春气始生，所以五脏从肝气开始衰退。肝与胆相为表里，肝开窍于目，肝叶薄，胆汁减少，视力也开始减退，老百姓常说“四十八，眼要花”，这只是一般规律，也有人四十八不到眼就花了，也有人到了 80 岁眼也不花。视力好坏，取决于肝脏精气充盛与否。

60 岁，心气开始衰减，易产生悲伤、忧愁的情绪，这种情志变化也是生理功能衰退的表现。气血不足，营卫运行不畅，即血气懈惰，人体容易产生疲劳感而喜欢卧，表明已经进入衰老期。

70 岁，脾气衰减，脾主肌肉，所以皮肤与肌肉出现松弛、不再坚实的现象。

80 岁，肺气衰减，肺藏魄，肺脏精气不足则魄离散，所以老年人常出现所言非所想的“言善误”。

90 岁，肝、心、脾、肺四脏精气均亏虚不足，而肾脏精气已经枯竭，说明肾脏精气在人体发育成熟以后一直在衰减。

到了 100 岁，五脏精气俱不足，五脏藏神功能受损，精气神均散失掉了，最终五脏皆虚、神去而寿终。

研究者选取福建地区 878 名 45~79 岁的中老年人作为研究对

象，以5岁为组距进行调查发现[5]：心、肝、脾、肺、肾虚证存在于各年龄组。五脏虚证平均发生率分别为：肾虚证57.2%，心虚证25.1%，肺虚证22.1%，肝虚证17.6%，脾虚证4.5%。随着年龄的增长，两脏及以上多脏器虚损百分率明显增高。该调查表明，衰老是整体的衰变过程，不是单一脏器的虚损，而是多脏器虚损并相互受累，从而引起全身性的功能减退。现代研究发现：人体肺活量自30岁起，平均每年减少约0.6%，至80岁时，肺活量下降近50%；心搏出量自25岁起，以每年1%的幅度下降，65岁时心搏出量减少约40%；人体味觉、消化酶分泌量均随增龄而下降；性激素逐渐减少，性功能、运动功能逐渐衰退。这些改变均为五脏虚衰学说提供了现代科学依据。

肾虚学说

肾虚学说在中医衰老学说中占有非常重要的地位，早在先秦时期《黄帝内经》已对此进行了详细论述。《素问·上古天真论》篇曰："女子七岁，肾气盛，齿更发长……丈夫八岁，肾气实，发长齿更；二八，肾气盛，天癸至，精气溢泻，阴阳合，故能有子；三八，肾气平均，筋骨劲强，故真牙生而长极；四八，筋骨隆盛，肌肉满壮；五八，肾气衰，发堕齿槁……八八，天癸竭，精少，肾脏衰，形体皆极，则齿发去。"该经文对"肾气"的论述，说明人体生长壮老的过程，与肾中精气密切相关，肾中精气的强弱

[5]俞征宙,陈文发,俞宜年,林求诚,杨春波.从增龄对本虚标实证的影响探讨中医衰老机理[J].中国中西医结合杂志,1992(02):80-82+68.

很大程度上决定了衰老与否和衰老的速度，乃至寿命的长短。正如该文末所说“此其天寿过度，气脉常通，而肾气有余也”。后世医家关于肾虚与衰老的关系多有精辟的论述，如《中藏经》曰“肾者，精神之舍，性命之根……肾气绝，则不尽其天命而死也”；明代李梴《医学入门》曰“人之中年，肾气自衰”；明代虞抟《医学正传》曰“肾气盛则寿延，肾气衰则寿夭”；清代叶天士在医案中多处论述了下元、下焦亏虚与老年病的关系，如“男子向老，下元先亏”，“高年下焦根蒂已虚”，“花甲以外年岁……到底下元衰矣”，所谓下元亏、下焦虚，即指肾虚。以上论述都强调了增龄肾虚和衰老的相关性。

中医学认为肾主藏精，主管人体的生长、发育和生殖，与人体的体力和智力有关。《素问·六节脏象论》曰：“肾者，主蛰，封藏之本，精藏之处也”，“受五脏六腑之精而藏之”。肾所藏之精，包括先天之精和后天之精，先天之精禀受于父母的生殖之精，所以称肾为“先天之本”，后天之精指脾胃运化而生成的水谷精气和脏腑所化生的精气。肾主骨生髓，其华在发，开窍于耳及前后二阴。脑为髓之海，腰为肾之府，齿为骨之余。骨、齿、发的生长状况及听力、智力、体力等是肾中精气盛衰的外在表现，是判断机体生长发育状况和衰老程度的客观标志。肾中精气充足，则精力充沛、骨坚牙固、耳目聪明、毛发润泽、二便自调。反之，肾中精气亏虚，骨失所养则骨质疏松，齿槁齿脱，腰膝酸软，步履艰难；髓海空虚则失眠多梦、反应迟钝、智力减退、健忘痴呆、精神异常等；发失所养，则发疏脱落、枯槁变白；上窍失养则目不明，耳不聪；下窍失养则二便失常。上述肾精亏虚的症状正是衰老的具体表现。

北京中医医院老年病科与中国中医科学院广安门医院老年病研究室，通过病理解剖、社会调查等方法，发现老年患者肾虚病理变化的发生率为86.7%，老年人肾虚型占77.4%[6]。另外，对上海地区20~92岁235人的中医辨证调查研究，以10岁为组距，结果发现：20~29岁人群，肾虚的证候非常少见；30~39岁人群，肾虚出现率为40%，40~49岁人群，60%可出现肾虚证候；年龄每增加10岁，肾虚出现率递增10%，至70岁以上，90%以上的人群可见肾虚证候。而且发现男性老年人以肾气虚、肾阳虚为主，女性老年人以肾阴虚为主，70岁以上老人表现为肾精虚衰，肾气、肾阴、肾阳均虚[7]。

现代医学认为，神经、内分泌、免疫三大系统对人体功能的调节起主要作用。肾主藏精，“藏与精者，春不病温”，“肾主骨生髓”，“脑为髓之海”，提示中医学“肾”的功能包含了现代神经、内分泌和免疫系统的主要功能。胸腺是人体的免疫器官，近代衰老免疫学说认为胸腺是人体中最早发生衰退的器官，胸腺的萎缩拉开了人体衰老的序幕。有研究者从胸腺发育过程探讨人体肾气的增龄性变化，发现胸腺发育、衰退和萎缩与肾气的盛衰是平行的，表明肾气盛衰与衰老发生的早迟息息相关。国内中西医结合研究表明，老年肾虚与机体大脑衰老、内分泌功能低下及免疫功能降低密切相关，而神经—内分泌—免疫之间通过受体和递质得以联络的网络系统的老化，在衰老过程中起重要作用，已被国内外研究所证实。这些系列的研究成果进一步支持了肾虚学说的科学性。

---

[6]杜怀棠,周丽珍.近10年中医衰老学说研究述评[J].北京中医药大学学报,1995(02):2-7+72.

[7]张晓峰.老年人体质特点及用药规律考释[J].中医药学刊,2001(03):238-239.

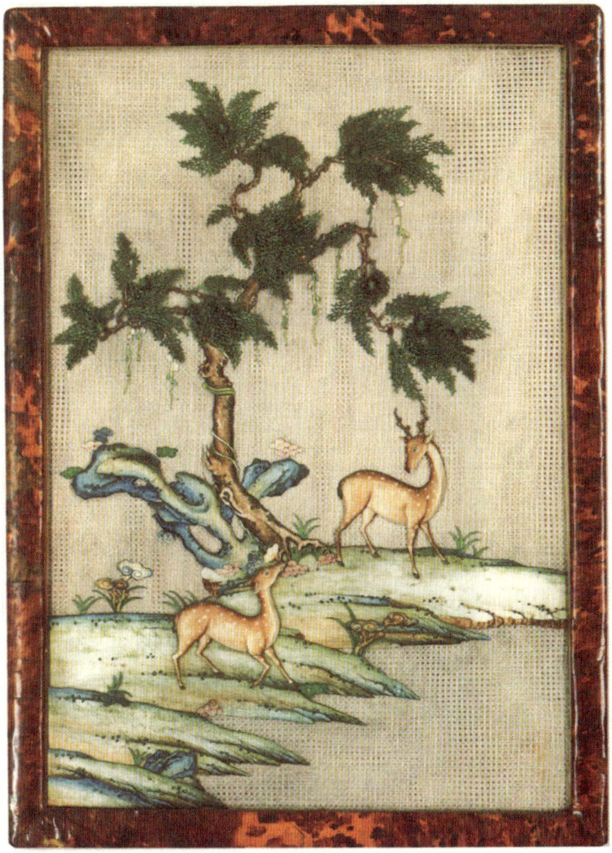

清 玳瑁边嵌象牙柏鹿图挂屏

此屏屏心为象牙丝编织蒲纹地，上贴饰染牙柏树、洞石、灵芝和花鹿等，寓意“柏鹿同春”。边框用玳瑁包镶。

脾胃虚衰学说

《黄帝内经》中关于脾虚导致衰老的论述，见于《素问·上古天真论》："女子七岁，肾气盛，齿更发长……五七，阳明脉衰，面始焦，发始堕。"女子35岁开始出现容颜衰老的变化，说明衰老起始于"阳明脉衰"。阳明为多气多血之经，代指脾胃，阳明脉衰，即指脾胃虚衰。"胃者，水谷之海，六腑之大源。五味入口，藏于胃以养五脏气"，《素问·玉机真藏论》曰："五脏者，皆禀气于胃，胃者，五脏之本也。"脾胃为后天之本，气血生化之源，气机升降之枢，人体五脏六腑与四肢百骸，皆赖脾胃运化之气血的滋养。脾胃健运，不仅能驱邪抗病、愈病康复，亦能保养生生之气、延年益寿。若脾胃虚损，气血化源不足，机体脏腑组织失养，外邪乘虚致病，正所谓"内伤脾胃，百病由生"，人体最终因虚因病而衰老。

"脾胃虚衰"衰老学说的发展，主要起自金元至明代。金元时期各家学说兴起，补土学派李东垣，将其重视脾胃的学术思想贯入抗老延年的观点中，其著作《脾胃论》，阐述了脾胃对人体寿夭的重要影响。"阴精所奉，谓脾胃既和，谷气上升……故其人寿；阳精所降，谓脾胃不和，谷气下流……故其人夭"，"胃之一腑病，则十二经元气皆不足也……凡有此（脾胃）病者，虽不易变生他疾，已损天年"，主张"调理脾胃，老年当先"。明代李中梓首次提出了"先天之本在肾，后天之本在脾"的观点，把脾和肾放在同等重要的地位。在此时期，脾胃受到医家普遍的高度重视，将脾胃虚衰引入衰老理论中，将补脾作为一个重要的抗衰老原则，并与补肾抗衰老相提并论。明代张介宾在《景岳全书·论脾胃》中论述：“土气为万物之源，胃气为养生之主，胃强则强，胃弱则衰，有胃则生，无胃则死，是以养生家当以脾胃为先……善养脾胃之道，所以便能致寿。”明代龚廷贤曰：“凡养老之人，当以养元气，调脾胃为主。”（《寿世保元·衰老论》）基于该时期相关理论和应用的深刻影响，清代医家把补益脾胃抗老延年的思想进一步传承并实践。如清代的程国彭在《医学心悟》中曰：“脾肾两脏，皆为要本，不可偏废。”徐文弼《寿世传真》曰：“人以水谷为本，故脾胃为养生之本。”

衰老的脾胃虚衰学说，是伴随医学理论的发展而产生的。有学者认为，虽然《黄帝内经》重视脾胃的生理功能对人体的影响，但是只把脾虚作为致衰的一般因素，并不突出于心、肝、肺、任脉、三阳脉等脏腑经脉之上，与“肾虚致衰”尚不能相提并论[8]。自宋代以后，金元时期李东垣开创了“补土学说”，加之明代医家提倡重视脾胃的思想，补脾抗衰老的理论才得以发展，并指导临床实践，体现在抗衰老方药的选方配伍中。笔者分析历代抗衰老方药，从归经的角度得出了与此一致的观点。自宋代以来，抗衰老方药中，归脾胃经药物所占比例逐渐增加。至清代时，抗衰老方药中归脾胃经药物数量之和已超越归肾经的药物数量。这种抗衰老用药思路的突破性发展，是自金元抗衰老治疗开始重视中焦脾胃思想经过长期发展的结果。

胃主受纳、脾主运化，是承担消化功能的主要脏器。现代研究也证明：老年人味觉下降，吞咽运动能力减退，食道黏膜萎缩，

[8]瞿延飞，张六通，梅家俊.补脾抗衰老理论的形成与发展[J].江苏中医，1994(10):38-39.

肠蠕动减弱，胃肠消化吸收功能降低。40 岁以后，胃蛋白酶、胰蛋白酶分泌迅速下降。50 岁以后人体唾液淀粉酶的分泌明显减少，胃酸分泌直线下降。以上肠胃功能的变化均影响各种营养物质的吸收，这些结果都为中医衰老的脾胃虚衰学说提供了现代基础。

虚实夹杂学说

衰老的虚实夹杂学说，同样发源于《黄帝内经》。关于衰老多虚，已为公认之事实，因虚而产生的病理产物或来自外环境的侵害可加速衰老的发生。《灵枢·营卫生会》篇指出："老者之气血虚，其肌肉枯，气道涩，五脏之气相搏，其营气衰少而卫气内伐，故昼不精，夜不瞑。""昼不精，夜不瞑"指的是老年人常见的睡眠障碍，以晚上入睡困难，多梦易醒，白天精神昏沉为主要表现。其中"气道涩"，即指有气滞、血瘀及痰浊等实邪。"凡人不终眉寿或致夭殁者……聚毒攻神，内伤骨髓，外败筋肉。血气将亡，经络便壅，皮里空疏，惟招蠹疾。正气日衰，邪气日盛"(《千金翼方·卷第十五·补益》)，"夫老人内虚脾弱，阴亏性急……阳虚难降则气郁而成痰"（《格致余论·养老论》），均指出人体进入老年期，脏腑虚衰，阴阳失调，精、气、神化生不足，机体功能衰退，气、血、津液运行不畅，生化乏源，可导致瘀、痰、湿、滞等病理产物的滋生。

人体气血畅通，气机升降出入正常，是健康的必要条件。病理产物堆积，脏腑气机升降出入失常，又成为新的诱因，变生他疾，加速衰老进程。现代临床通过病例调查等研究已证实，脏腑虚损及气滞、瘀血、痰浊等病理产物的堆积，与年龄的增长呈显著正相关。南通、武汉地区通过观察700例7~80岁的健康个体的微循环变化，发现微循环功能障碍的出现和发展与年龄增长成正比，表现为微血管丛异性变增多，血液颜色加深、流速减慢，表明随增龄更易出现瘀血、痰浊证，从而诱发心脑血管疾病等老年病。

所以虚实夹杂是衰老和老年病的主要发病机制，正虚邪实、本虚标实是衰老及老年病的本质。本虚导致标实，标实令本更虚，循环反复，加速衰老。“本虚”指脏腑功能衰退，是衰老和各种老年病发生的生理性因素、本质性因素；“标实”包括瘀、痰、湿、滞，是在五脏虚损基础上产生的病理性因素。人体的衰老，既有生理性因素，也有因疾病而导致的，且以后者为多见。因此防止和减少疾病的发生对延缓衰老是至关重要的。

阴阳失调学说

《素问·阴阳应象大论》曰：“阴平阳秘，精神乃治。”元代朱丹溪曰：“阴平阳秘，我体长春。”（《格致余论》）阴阳平衡，才能精神治、寿康健。“圣人陈阴阳，筋脉合同，骨髓坚固，气血皆从，如是则内外调和，邪不能害，耳目聪明，气立如故”（《素问·生气通天论》），《黄帝内经》指出阴阳平衡对维持正常的生理功能、预防疾病和延缓衰老具有重要作用。人体在增龄的过程中由于阴阳的衰退，导致阴阳失衡，从而出现偏寒或偏热的病理变化而早衰。关于阳气和阴精的不同侧重，又出现了“阳虚致衰”说和“阴虚致衰”说。

“阳虚致衰”说，认为阳气随增龄日渐虚弱而导致衰老。《素问·生气通天论》曰，“阳气者，若天与日，失其所则折寿而不彰”，阳气之于人体，犹如太阳之于天地，是生机之源，阳气受损则寿短命悭。孙思邈曰，“人年五十以上，阳气日衰，损与日至”（《千金翼方·养老大例》），阳气随着年龄的增长日渐衰减。明代张介宾曰，“阳强则寿，阳衰则夭”（《景岳全书》）。清代程文囿曰，“高年惟恐无火，无火则运化艰而易衰，有火则精神健而难老，是火者，老人性命之根”（《医述·医学溯源》），强调了阳气日渐衰弱是早衰和短寿的主要原因。

流行病学调查发现，中老年期生理性功能减退与气虚、阳虚有着密切的关系。气属阳，阳虚是在气虚的基础上进一步发展的。中老年期出现的精神欠佳、体力下降、纳食减少、腰酸耳鸣、性功能减退、自汗、小便不禁等脏腑功能减退的症状均与阳气亏虚有关，且其出现率与年龄增长呈非常显著的正相关关系。

“阴虚致衰”说，认为阴精的日益亏损可以导致衰老的发生。“阴精所奉其人寿”（《素问·五常政大论》），“年四十而阴气自半也，起居衰矣”（《素问·阴阳应象大论》），则强调了阴精充盈与否和衰老与否直接相关。“阴精”包含着生命最基本的物质，现代研究表明：蛋白质、脂肪、水分、维生素和微量元素等生命的基本物质，随着增龄可发生一系列变化，有利于维持机体生理功能的物质日益减少而不利于机体的代谢产物不断增加，这在衰老过程中起着重要的作用。

随着年龄的增长，阳气虚衰或阴精虚衰必然造成人体阴阳失衡，机体功能的动态平衡被破坏。现代研究认为，下丘脑在调节机体内环境稳定方面具有重要作用，下丘脑随增龄而老化，与神经、内分泌、免疫功能的紊乱和内环境失衡，以及高血压、糖尿病等老年病的发生发展都有直接关系。进入老年期后，人体的储备能力、内外适应能力和对抗疾病能力全面减退，正是阴阳两衰的具体表现。

此外，笔者在对历代抗衰老方药药性的统计中发现，药性均以温平为主，寒性药物的使用也占相当比例，热性与凉性药物则较少使用。温性药能扶阳消阴以除寒，古代抗衰老方剂以温性的补阳药、补气药、补血药、温里药为主，温补渐衰之阳气，扶助生机之源，从而达到抗衰延寿的目的。寒性药能扶阴抑阳以制热，清补虚热，古代抗衰老方剂辅以寒性的补阴药、清热药，滋阴填精、清泄阴虚阳亢之虚热。人体衰老是阴阳两虚、寒热错杂的复杂病理状态，可出现脾虚积滞之寒热互结中焦、心肾不交之上热下寒等证，寒温相配使用，才能全面切中证情，兼收阴阳同补、寒热并除之效。古代抗衰老方药涉及寒、热、温、凉四性，以温平为主，辅以寒凉，以取补而不燥、清而不伤之功，调整人体阴阳平衡、益寿抗衰。

精气神虚衰学说

精气神虚衰学说来源于《黄帝内经》，《素问·上古天真论》指出，人所以半百而衰的机理在于“竭其精”，“耗散其真”和“不时御神”。《素问·金匮真言论》篇曰：“夫精者，身之本也。”明代高濂曰：“元气固藏，富贵寿考。”（《遵生八笺》）《素问·本病论》曰：“得神者昌，失神者亡。”认为人体衰老是由精、气、

神随着增龄而不断虚衰引起的。元代邹铉曰:“黄发之人,五脏气虚,精神耗竭。”(《养老奉亲新书·四时养老总序第八》)

中医学认为精、气、神为人身之“三宝”,是人体赖以生存的重要物质基础。精充、气足、神旺,即是健康的标志,精亏、气虚、神萎,则是衰老的征象。历代医家在继承《黄帝内经》思想的基础上,阐述了精、气、神对人体健康的重要性,以及三者之间的相互化生关系。金代刘完素曰:“是以精中生气,气中生神,神能御其形也。由是精为神之本,形体之充固,则众邪难伤,衰则诸病易染……由是气化则物生,气变则物易,气甚即物壮,气弱即物衰。”(《素问玄机原病式》)明代张介宾指出:“气聚精盈则神旺,气散精衰则神去。”(《类经》)清代张志聪曰:“神气血脉,皆生于精,故精乃生身之本,能藏其精,则血气内固,邪不外侵。”(《黄帝内经素问集注》)清代林珮琴曰:“一身所宝,惟精气神,神生于气,气生于精,精化气,气化神。故精者生之本,气者神之主,形者神之宅也。”(《类证治裁》)

精、气、神属于不同的物质,功能上具有明显的区别,但三者之间又有着密切的相互依存的关系。三者以“精”为主导,精充可以化气,气盛可以全神,神全则阴平阳秘,脏腑协调,气血畅达,从而能够防病延年。反之,精、气、神三者某一方面的虚衰,必将造成另外两方面的不足,而精、气、神的亏损,对衰老和寿命将产生重要的影响。

但归根结底,精、气、神,均根源于五脏封藏与化生之精。《灵枢·本神》曰:“是故五脏主藏精者也,不可伤,伤则失守而阴虚,阴虚则无气,无气则死矣。”五脏虚衰,影响“精”的化生,精、气、神则亏耗不足,如明代高濂指出:“肝精不固,目眩无光;肺精不交，肌肉消瘦；肾精不固，神气减少；脾精不坚，齿发浮落。”（《遵生八笺》）“精”是五脏功能的物质基础，精亏又必然造成五脏功能的下降，“凡精极者，通主五脏六腑之病候也”（《备急千金要方》）。“然精极者，五脏六腑之气衰，形体皆极，眼视无明，齿焦发落，体重耳聋，行履不正”（明代严用和《济生方》）。“五脏不足—精亏—五脏更不足—精更亏”恶性循环，表现出衰老的持续进展，最终导致“五脏皆虚，神气皆去，形骸独居而终矣”（《灵枢·天年》）。

先后天学说

“先天说”认为人的寿命长短取决于父母的遗传基础，早在《黄帝内经》中即有论述。《灵枢·天年》篇曰：“以母为基，以父为楯……使道隧以长，基墙高以方，通调营卫，三部三里起，骨高肉满，百岁乃得终”，强调先天禀赋强壮是人体健康长寿的决定性因素。“肥瘦在母，寿夭在父”（《景岳全书·禀赋说》），明代张介宾指出体质和寿命受父母遗传的影响；“当其受生之时，已而定分焉”（《医学源流论》），清代徐大椿指出人的寿命在出生时已有定数。

当代遗传学已经证实了该理论的科学性。根据世界卫生组织公布的数据，个体的健康和寿命 15% 取决于遗传因素。调查广西巴马地区 50 位 90 岁以上老人时发现，其父母一方达 80 岁以上者有 23 例，占 46%。对我国长寿地区老人染色体的检查发现，长寿老人性染色体畸变、断裂和丢失的发生率明显低于一般老人。现代衰老机制中的“生物钟”学说和 DNA 复制的“差错灾难”说，属于遗传学说的范畴，被大家公认，也为中医“先天说”提供了实验依据。人的衰老进程由遗传基因中原有的程序安排所控制，增龄导致核酸的转录过程出现差错，从而影响细胞适应调节过程，逐渐导致人体功能衰退而衰老。

“后天说”认为人的衰老进程和寿命长短主要取决于后天摄养是否得当。南朝陶弘景曰：“我命在我，不在于天”（《养性延命录·教诫》），清代张志聪曰：“人秉先天之气虚薄，而后天犹可资培，亦可延年益寿”（《黄帝内经灵枢集注》），把后天自身调养提到了首要位置。《素问·上古天真论》篇关于“上古之人皆度百岁”和“今时之人半百而衰”的对比论述，正是对“人生而命有长短者，非自然也，皆由持身不谨”的详细解读。生活中环境、饮食、起居、劳逸、房事、情志、疾病、调摄等方方面面，均会对健康和寿命造成影响，所以元代刘完素在《素问病机气宜保命集》中发出“修短寿夭，皆自人为”的慨叹。

“后天说”为研究和探索延缓衰老的理论和方法提供了重要的依据。古代医家的抗衰老实践表明，中医药抗衰老具有超前的主观意识，提倡充分发挥主观能动性，未衰之时即采取有效干预手段，确实可以达到预防早衰发生和延缓衰老进程的效果。

现代科学也已证明，人类个体的最高预期寿命由其先天遗传因素所决定，人们所处的生活环境、生活方式、后天调养等决定了个体的最终存活年龄和生存质量，为先后天学说提供了科学依据。

综上，中医衰老学说发源于《黄帝内经》，历经后世医家的传承发展，指导中医的抗衰老实践。笔者分别从医家论述和方药的角度对此进行了解析和梳理，使中医衰老学说的发展脉络得以

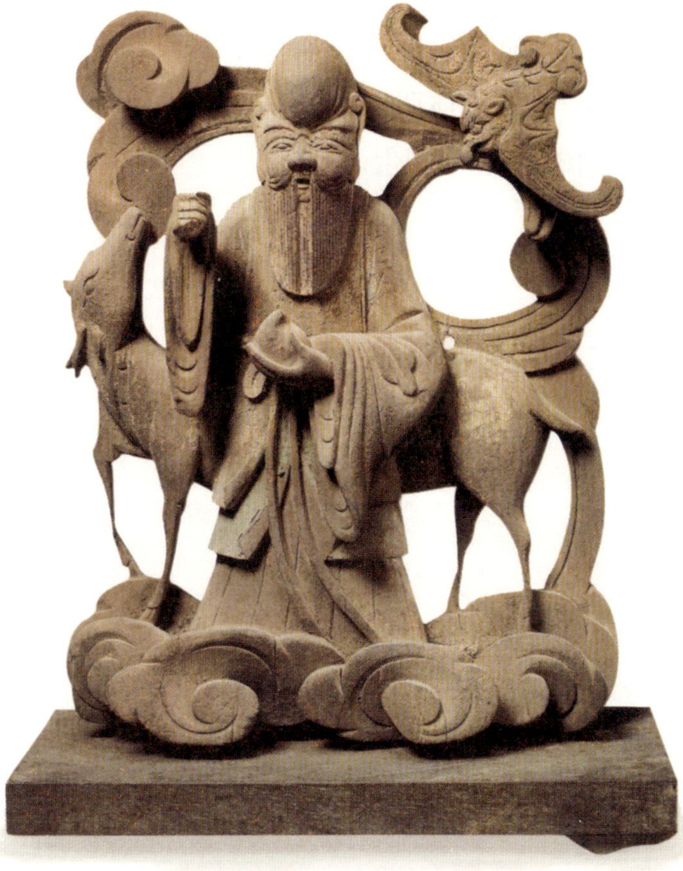

明 木雕福禄寿星像

清晰地呈现和印证。其中五脏虚衰学说得到众医家的公认，肾虚学说占据主导地位，被认为是人体衰老的根源。脾胃虚衰学说，自金元脾胃学说兴起之后逐渐发展，至清代时补脾与补肾共同成为抗衰老的两大重要原则。而虚实夹杂、阴阳失调、精气神虚衰等衰老学说是基于五脏虚衰学说发展而来的，其本质均为因脏腑功能随增龄衰退，引起机体阴阳失调、精气神化生不足和病理产物的堆积，从而加速衰老的发生。

第三章

古代抗衰老方剂及其发展史

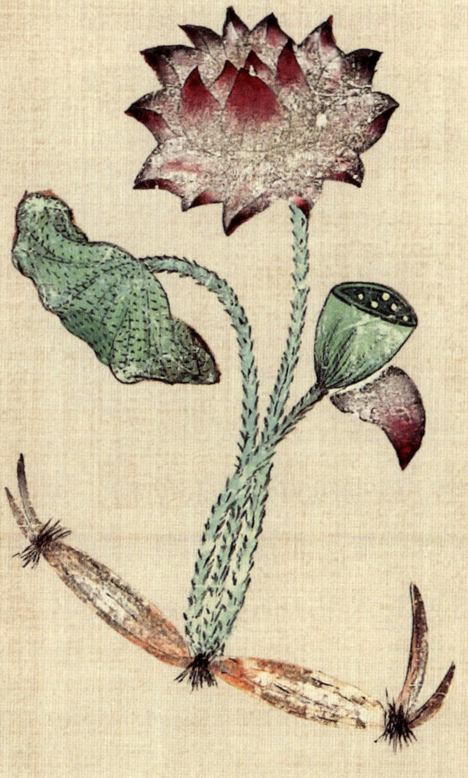

古代抗衰老方剂是在中医衰老学说指导下应运而生的延缓衰老的实践，也是古代医家抗衰老经验的具体呈现，具有很高的应用价值，历史上熟习并掌握中医养生之道者，皆能尽享天年，达到远远高于常人的寿限。同时，抗衰老方药的配伍规律也是衰老学说的具体体现，笔者通过尽可能全面地搜集中医古籍中记载的抗衰老方剂，在充分收集大量数据的基础上运用统计分析的方法，归纳古代抗衰老方剂的高频药物和组方规律，利用关联规则探寻处方中药物之间的潜在联系，进而挖掘常用药物组合和高频药组。一方面，对中医古籍中出现频率高、现代仍然广泛使用的具有明确抗衰老功效的经典名方，运用文献学的方法，进行溯源，探讨其演变过程，可为筛选出安全、便捷、疗效可靠的中医药养生益寿方剂提供参考和借鉴。另一方面，从以药测证的反向思维，探索中医药衰老学说的发展脉络，较之纯粹的理论分析，更具有说服力，希望借此为中医临床工作者和科研人员提供思路和指导。

方剂

介绍抗衰老方剂之前，首先，我们要了解一下方剂的概念。方剂是指在辨证审因、确定立法的基础上，根据组方原则和结构，选择适宜的药物，明确用量，并选定剂型、用法而成的药物配伍组合。简而言之，方剂是在中医理论指导下，用于防病治病的药物组合。

抗衰老方剂

抗衰老方剂，即延缓衰老方剂，并无明确统一的规范化定义，古代医家称为“益寿”“延年”“耐老”“不老”“增年”的方剂。一般来说，是在中医理论指导下，通过补益或祛病，调节人体内外环境的平衡状态，提高生活质量，具有延年益寿、抗衰缓老、强身健体功效的方剂，属于中老年中医药保健的范畴。参照南京中医药大学戴慎教授搜集延年益寿方的标准[9]：①原书明确载有“延年”“益寿”“耐老”“延命”“不老”等作用；②方名冠有“益寿”“延年”等字眼，后世医著记载确有其效；③只收录复方。

笔者认为抗衰老方剂，为文献明确记载具有“延年”“益寿”“却老”“长生”“还少”“返老还童”等描述益寿延年、抗病防衰功效的方剂，或方名冠有“益寿”“延年”等相同词义的字眼，或功效主治有综合抗衰老作用的方剂，应该与单纯补虚养生方剂加以区别。

古代抗衰老方剂

古代是与现代的一个时代划分。研究古代抗衰老方剂，以汉代至清代的中医古籍为研究范围，探索中医药衰老学说理论的发展源流，发掘古代医家所创抗衰老复方药物的配伍机理和规律，

[9]戴慎，许济群．补肾类延年益寿方药物分类统计及探讨[J]．南京中医学院学报，1989(03):3-6.

提炼古代抗衰老方剂的高频药物和药组，以期为抗衰老需求者便捷选用安全有效的方药提供依据，也为中医临床工作者和科研人员提供指导与思路。

笔者通过查找《备急千金要方》《千金翼方》《太平圣惠方》《圣济总录》《普济方》等中医古代代表性方书，记录描述与抗衰老意义相同或相近的词语，如“延年”“益寿”“益年寿”“增寿”“驻颜长算”“延龄”“却老”“延寿”“长生”“不老”“耐老”“不死”“还少”“多寿”“永寿”“遐龄”“寿命延长”“寿年无算”“寿与天齐”“留形住世”“成地仙”“与天地相守”“返老还童”“返本还童”“老而更少”“老者还少”“反老成少”“貌如童稚”“貌如童子”“既老而康”“老能轻健”“还年复命”“却老还童”“长年保命”“延驻”“神仙”“长命”“寿命长”等。凡中医古籍中记载功效或方名中出现如上术语，或者综合功效具有延年抗衰功效的方剂，以及功效中虽无明确“延年”等字眼，但主治功效为综合抗衰老作用者，均列入抗衰老方剂的范畴。

古代抗衰老方剂发展简史

中医药抗衰老源远流长，我国历代中医药学家积累了千百年的实践经验，并且传下不少行之有效的经典名方。现对抗衰老方剂的发展简史略述如下：

抗衰老方剂的萌芽时期（东汉以前）

西周时期出现了“药”的概念，“凡药，以酸养骨，以辛养筋，以咸养脉，以苦养气，以甘养肉，以滑养窍”（《周礼·天官》）。“药”是能使人体恢复健康的物品，在健康的最高境界是长生不死的观念产生后，人们认为通过药来达到这种状况是可能的，于是有了不死之药的想象。

成书于西周初年至春秋中期的《诗经》，收录100多种药用动、植物的名称，载有“八月剥枣，十月获稻，为此春酒，以介眉寿”的诗句，早在西周时期，我们的祖先就已经开始服用春酒来祈求健康长寿。

《山海经》是成书于战国至汉代初期的重要典籍，记载了地理、历史、天文、神话、动物、植物、医药、矿藏等诸多方面内容。据统计，该书记载了126种中药，其中不少具有补益抗衰老作用，如“有草焉……其名曰蓖，服之不夭”，“实大如木瓜，名曰櫰木，食之多力”，“枥木……其实如楝，服之不忘”，是本草学的渊源。《大荒南经》与《大荒西经》中有不死之国、不死之人、不死之药的记载[10]。《山海经》通过神话传说描述了先民追求长生不死的美好愿望，这可能与春秋战国时期兴起的神仙思想是一致的。

春秋战国时期，神仙方术大行其道，战国和秦代齐燕方士炼丹以求“不死之药”。据《史记·封禅书》记载：渤海里有三座名叫蓬莱、方丈、瀛洲的仙山，山上有用黄金、白银铸造的宫阙，里面住着吃了长生不死灵药的仙人。以此为肇端，开启了历代帝

[10] 山海经[M].北京:中华书局,2009:51–213.

王追求长生不老药的求索之路。秦始皇与汉武帝晚年时，均崇信方士，深信有长生不老药的存在。秦始皇先后派遣方士韩终和徐福，带领三千童男童女，赴渤海三仙山求不死方药；汉武帝建章宫造承露盘，“高三十丈，丈七围，以铜围之，上有仙人掌，承露和玉屑饮之”，以求长生。统治者片面追求长生不死之术而逐渐倾向于炼丹服石，然而并未逃脱生、老、病、死的自然规律。

综上所述，在东汉以前，传统医学与神仙方术交织不分，抗衰老方剂尚处于萌芽阶段，其发展受到神仙和方士“不死之术”的严重干扰。当时成书的《五十二病方》和《黄帝内经》中尚未出现抗衰老方剂。

抗衰老方剂的形成时期（东汉至南北朝时期）

东汉至南北朝时期，自然科学有所进步，传统医药学得到较大发展。东汉时期，最早的本草学专著《神农本草经》和方书之祖《伤寒杂病论》得以问世，涌现了一批著名的医学家如华佗、张仲景等。但这一时期，封建制社会由集权走向分裂，政权更迭频繁，战争绵延不断，道教兴盛并开始传播，佛教传入，玄学兴起。这些社会状况，对抗衰老方药的形成都有着较大影响。

《神农本草经》约成书于东汉时期，总结了汉代以前的药物学成就，是我国现存最早的中药学专著。该书共载药365种，以应周天之数，药物分为上、中、下三品，其总论曰：“上药一百二十种，为君，主养命，以应天，无毒，多服、久服不伤人，欲轻身益气，不老延年者，本上经；中药一百二十种，为臣，主养性以应人，无毒有毒，斟酌其宜，欲遏病补羸者，本中经；下

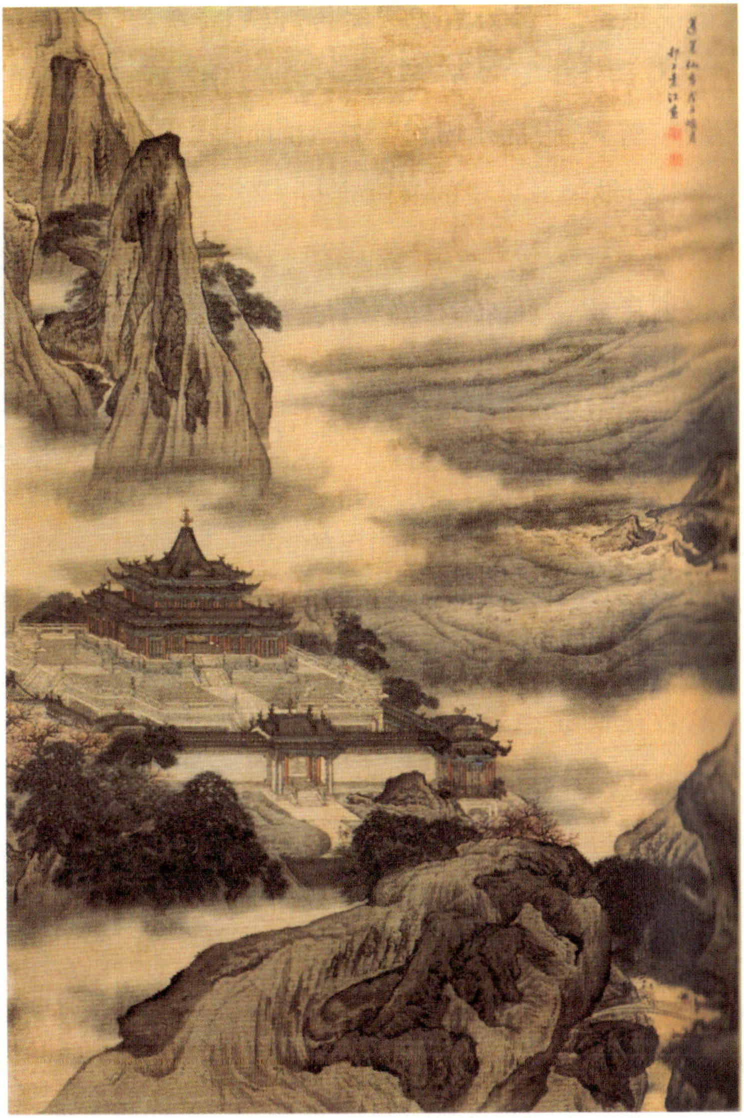

清 袁江 蓬莱仙岛图轴

药一百二十五种，为佐使，主治病以应地，多毒，不可久服，欲除寒热邪气、破积聚、愈疾者，本下经。”上品药为滋补养命药，中品为扶正祛邪药，下品为治病祛疾药。据笔者统计，《神农本草经》载有98种具有“延年”“益寿”“不老”“耐老”等功效的药物，其中“上经”药87种，“中经”药10种，“下经”药1种，是研究抗衰老中药最早最宝贵的文献资料。

《神农本草经》所载抗衰老药物，以益气、安神定志、活血化瘀、利湿除痹、通窍等功效为主，体现了当时医家已经认识到衰老是复杂的全身性功能衰退，延缓衰老需要选用具有针对性与多效性的药物，以达到综合抗衰老的目的。现代药理研究证实，其所载的不少抗衰老药确实能从不同的方面起到防衰益寿的功效。笔者在研究中也发现，古代抗衰老方剂的组方选药模式以《神农本草经》为依据，具有一定的规律性和倾向性。可见，《神农本草经》对现代抗衰老研究是非常有价值的。

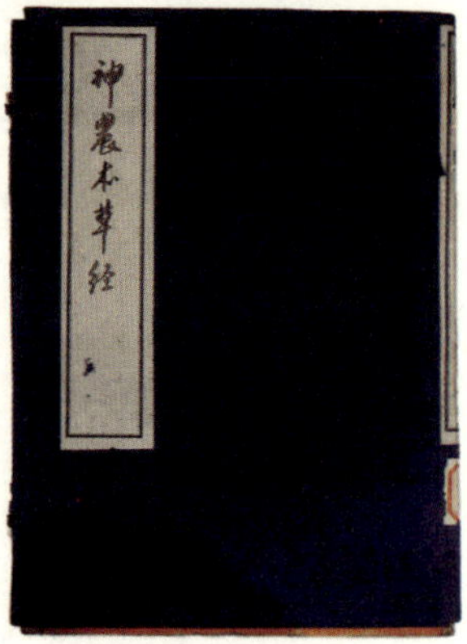

东汉 神农本草经

因其产生的时代神仙方术之风盛行，《神农本草经》受其影响，所载抗衰老药物虽以动植物为主，但也给“丹砂”“水银”等有毒金石药贴上了“不老”的标签，给当时和后世造成了很大的流弊。

东汉末年著名的医学家张仲景开中医辨证论治之先河，被后世尊称为医圣，著有《伤寒杂病论》（由《伤寒论》和《金匮要略》两部分组成）。《金匮要略》载有肾气丸（又称八味肾气丸、崔氏八味丸），由干地黄、山药、山茱萸、茯苓、牡丹皮、泽泻、炮附子、桂枝组成，原为“虚劳腰痛，少腹拘急，小便不利”，“转胞不得溺”，“脚气上入，少腹不仁”而设。虽然医圣未明确指出肾气丸具有抗衰延寿的功效，张仲景所撰诸方之目的是“保身长全”，疗疾以保养生命。后世将其作为肾阴肾阳同补的代表方，治疗肾脏阴阳两虚、形寒肢冷、腰痛咳喘、小便不利等症并广泛应用于临床。《圣济总录·卷第一百八十七》载“八味丸，补虚损，活血，驻颜益寿”，宋代医家明确其具有驻颜益寿的抗衰老作用。日本汉方界更推崇其为“抗衰老妙方”，用来调治白内障、老花眼、糖尿病、更年期综合征、慢性前列腺炎等老年病，取得了不错的疗效[11]。**东汉时期可谓抗衰老复方的发端，“肾气丸”为补肾抗衰老方剂的鼻祖。**

东汉末年，华佗是与医圣张仲景齐名的医家，据《三国志·魏书·华佗传》记载其弟子樊阿长期服食华佗授予的益寿延年方“漆叶青粘散”，终寿百余岁。遗憾于华佗医著已佚，组成“漆叶青粘散”的“漆叶屑”与“青粘屑”为何物已无从考证，据后世医家推论此两种应为植物药。

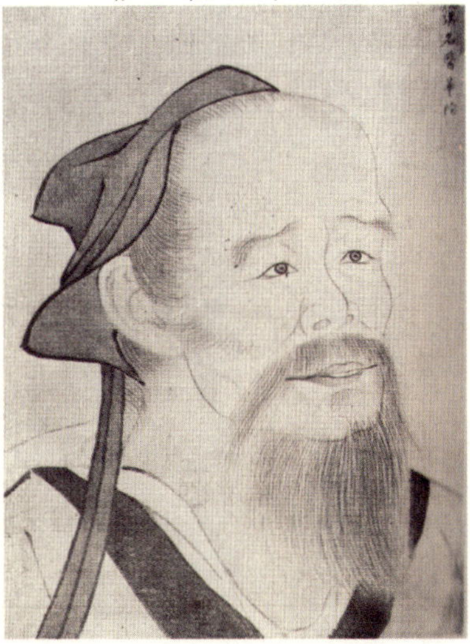

汉 华佗像

魏晋南北朝时期，是中国历史上政权更迭最频繁的时期，长期的封建割据和连绵不断的战争，玄学兴起，神仙之术风靡，炼丹服饵之风愈演愈烈。最负盛名的当数

[11]藤平健著;张向渠,陈志江编译.抗衰老妙方[M].北京:科学普及出版社.1985.

流行于士大夫阶层的寒食散，又称五石散，由石钟乳、白石脂、赤石脂、紫石英、硫黄5种矿物质组成。魏尚书何晏，以及竹林七贤，均钟情于它，魏晋著名针灸学家皇甫谧因服食此散，引发风痹，落下终身残疾。

东晋道家学派葛洪，好神仙导养之法，精于炼丹之术，著有《抱朴子》一书，记载了大量炼丹服饵、养生“成仙”的内容。葛洪受当时丹道思想的影响，在《抱朴子内篇》仙药卷载“仙药之上者丹砂，次则黄金，次则白银，次则诸芝，次则五玉……次则松柏脂、茯苓、地黄、麦门冬、木巨胜、重楼、黄连、石韦、楮实”。葛洪贵金石而贱草木，认为草木易朽，不如金石永固，“服金者寿如金”，“服玉者寿如玉”。在《金丹》篇中，表达更为明确，他说“草木之药，埋之即腐，煮之即烂，烧之即焦，不能自生，何能生人乎”，“金丹之为物，烧之愈久，变化愈妙。黄金入火，百炼不消。埋之，毕天不朽。服此二物，炼人身体，故能令人不老不死”。葛洪“假求于外物以自坚固”，认为金石千年不腐、一些植物四季常青，服用后也可“令人寿千岁”。然而丹药、石散多为矿物质，其中多含剧毒成分，长期服用后引起体内蓄积中毒可致死亡。虽然当时一些有识之士已指出其副作用，因其短期未显，并未引起服饵者的重视。**葛洪的著述，对当时和后世均产生了重大影响，他提倡将服食药物作为养生延年的重要手段，推动了抗衰老研究的进展；但也将许多人引入歧途，使其成为服食金石的牺牲品。**

综上，**东汉至南北朝时期，技术发展与时代动荡交织的背景下，医术中的抗衰老方剂与神仙方术中的炼丹服石均得到了发展，并有逐渐区分开来的趋势。医术与神仙服食都以服药为手段，但医**

术之药以草木为主，而神仙服食以金石药为主。医术以疗疾祛病而追求养生与延年益寿，而神仙服食以追求长生不死和成仙为目标，退而求其次，才求诸医药养生[12]。这在张仲景的《伤寒杂病论》与葛洪的《抱朴子》等著作中得以具体地体现。

抗衰老方剂的初始发展时期（唐代）

隋至初唐时期延续了前朝炼丹服石之遗风，帝王将相竞相服食丹药以求长生。唐代中后期，经过时间的检验，金石之药的毒性暴露无遗，丹药逐渐衰落，人们炼丹服石追求“长生不死”的幻想破灭。传统医学的发展中，抗衰老方剂研究的方向逐步转向植物药与矿物药的组合运用。

隋朝历史短暂，隋炀帝为了得到“长生药”，命令道士炼制金丹，最终无果而怒杀之。唐朝享国近300年，疆域辽阔，盛极一时。太平盛世，唐朝统治者追求长生不死之术的愿望更加迫切，帝王将相、达官贵人服食金石药者最众，但多人因中毒而早亡。唐代诗人白居易曾感慨地写道：“退之（韩愈）服硫黄，一病讫不痊。微之炼秋石，未老身溘然。杜子（杜元颖）得丹诀，终日断腥膻。崔君（崔群）夸药力，经冬不衣绵。或疾或暴夭，悉不过中年。唯予不服食，老命反迟延。”服用金石能够中毒导致病患，甚至早亡，自隋代开始引起医学界的极大关注。隋代医学家巢元方，对服食金石药导致的病候，在其所著《诸病源候论》中专列一卷进行了讨论。唐代医学家孙思邈也指出“余自识性以来，亲见朝野仕人，

[12]李零著.中国方术正考[M].北京:中华书局.2005.

遭者不一。所以宁食野葛，不服五石，明其大大猛毒，不可不慎也。有识者遇此方，即须焚之，勿久留也”（《备急千金要方·解五石毒第三》），并告诫人们，金石药“宜审用之，未可轻也”。

传统医学的进步，促进了抗衰老方剂的发展。孙思邈在其著作《备急千金要方》中，明确提出“药能恬神养性，以资四气”，“人非金石，况犯寒热雾露，既不调理，必生疾疠，常宜服药，辟外气，和脏腑也。平居服五补七宣丸、钟乳丸，量其性冷热虚实，自求好方常服。”**孙思邈建议人们在日常生活中，须根据体质寒热虚实，辨证选择适合的方药养生保健，驱邪益寿。**在《备急千金要方》《千金翼方》的养性、辟谷卷中，记载了服食茯苓、地黄、黄精、天冬、松脂等植物药为主的滋补延年养生方。如：“茯苓酥，主除万病，久服延年”，“地黄酒酥，令人发白更黑，齿落更生，髓脑满实，还年却老，走及奔马，久服有子”，“服黄精膏方，长服者，长生不老”，所选方药均以植物药为主，配伍少量矿物药。“此法终身常尔，则百病不生矣。俗人见浅，但知钩吻之杀人，不信黄精之益寿。但识五谷之疗饥，不知百药之济命。但解施泻以生育，不能闭固以颐养，故有服饵方”，强调常服服饵方以颐养祛病，济命益寿。由于当时历史的局限性，孙思邈虽然明确论述了服用五石散的强烈毒性反应，但仍然赞同“常须服石，令人手足温暖，骨髓充实，能消生冷，举措轻便，复耐寒暑”等服石养生祛疾的论点，但服饵选方用药“三虫既去，次服草药；好得药力，次服木药；好得力讫，次服石药。依此次第，可以延龄矣”，唐代时孙思邈已注重首先选用草木方药来益寿延年。

王焘所著《外台秘要》是集唐代中期以前医方之大成者，全书共载6000余首方剂，除了《千金方》之外，还收录了众多东汉以来亡佚之古方[13]。如：《外台秘要·卷第十七》所载四季补益通用方“茯苓散，不避寒暑，但能久服，长生延年，老而更壮”，“枸杞补益延年方，春夏采苗叶，如常食法，秋冬采子根，以九月日采子暴干，十月采根取皮作散，任服。至于造酒服饵，各有常宜，及羹粥为妙”。

《外台秘要·卷第三十一》所载：“《近效》莲子草膏，疗一切风，耳聋眼暗，生发变白，坚齿延年。本是婆罗门方。”随着盛唐中外交流密切，在医学上也互通交融，说明古代抗衰老方也吸收了国外的经验名方。

笔者共搜集到50首唐代抗衰老方剂，主要来源于孙思邈的《备急千金要方》《千金翼方》，以及唐代方书《外台秘要》，统计发现方剂中出现频率≥ 10% 的 30 味药物中，仅涉及钟乳石、云母 2 味矿石类药，说明医家逐渐重视服食金石的毒副作用，神仙服食自此与动植物抗衰老方药彻底区分开来。唐代抗衰老方剂组方以补肾、安神、益智、开窍为主，逐渐形成了心肾同补的组方构成模式，抗衰老方剂在唐代得到了初始发展。

抗衰老方剂发展的成熟时期（宋金元时期）

经历了唐代以前的发展，宋代是抗衰老方发展的成熟阶段。在物质文明和精神文明发展达到空前高峰的时代，宋朝政府主持颁布了三部官修方书，阵容强大，收录方剂之多，无出其右者。另外社会稳定、经济高度发达，促进了大量养生类书籍的产生，

[13]胡龙才.《外台秘要》抗老经验举隅[J]. 浙江中医杂志,2000(01):32-33.

延年益寿方剂的数量呈现猛增态势。宋金元时期，医家对金石药物毒性的认识进一步深化，提倡废除金石，服草木药物延寿。

五代战乱，方书散佚，宋太宗赵光义命翰林医官王怀隐等，负责搜集两汉至宋初的有效名方并加以整理，历时14年编著而成宋代第一部官修方书《太平圣惠方》，全书共100卷，载方16864首[14]。在卷第九十四神仙方、卷第九十五药酒，以及卷第九十八补益方中，收录了众多抗衰益寿方剂。“神仙方门”继承了前人的成果，如其神仙方序所言“今所纂集诸方，邈考前经，旁征故典……回衰历而去微苛，未为奇效，驻童颜而坚上寿”，所载方剂多以单方为主，或者为配伍精练的小方。“药酒门”记载了抗衰延寿的酒剂和煎剂，如“菊花酒”“枸杞子煎”，从煎剂的制备方法来看，相当于膏方的前身。《太平圣惠方·补益方门序》曰：“体力渐衰，如能固性命之基，饵补益之药……固有益矣……续筋骨之衰盈，治血脉之枯朽……傥志服以唯勤，则上寿而何损。”虽然仍有“朱砂丸（由辰锦砂、白蜜组成）治百病，利五脏，安魂定魄，养心益气，悦泽颜色，久服轻身不老延年，长肌肉”，“雄黄丸（由雄黄、磁石、朱砂、硫黄、牛黄、麝香组成）补益筋血，延年驻颜”等矿物药组成的方剂，但服饵矿物之风已经明显衰落，所载抗衰老方多由植物药组成，剂型也相对稳定，以丸、散、煎、酒剂为主。

《圣济总录》为北宋末年政府组织编写的官修方书，全书共68门，收录医方以宋朝内府和当时医家用之有效者为主，选方较前精赅，体现了北宋医学的进步。《黄帝内经》谓“智者有余，

[14]赵璞珊.《太平圣惠方》《圣济总录》《太平惠民和剂局方》介绍[J].中医杂志,1984(12):56-57.

有余则耳目聪明，身体轻强，老者复壮，壮者益治”，《黄帝内经》奠定了补虚抗衰老的基本原则。《圣济总录》卷第一百八十五至一百八十七“补益门”，所列方论和方剂，包括平补、峻补，补虚益气、补虚益精髓、补虚固精、补壮元阳、补虚益血等，为我国现存较早全面论述补益内容的著述。卷第一百九十八“神仙服饵门”，均收录了大量抗衰益寿方剂，且药性平和，药味精练，炮制详细。如《圣济总录·卷第一百八十七·补虚明耳目》：“草还丹方：菊花（拣去萼）、枸杞子（拣去尘土及蒂）、巴戟天（去心）、肉苁蓉（酒浸各四两焙干切）。上四味，捣罗为末，炼蜜为丸，如梧桐子大，以丹砂为衣，空心温酒或盐汤下三十丸，补虚冷，调元气，壮筋骨，明耳目，进饮食，和脾胃，延年。”

《寿亲养老新书》由宋代陈直所撰，元代邹铉增补而成，所载抗衰方剂中所用之品，如地黄、何首乌[15]、枸杞、苁蓉、菟丝子、胡桃等，皆平和温养补肾之药，制方原则在于“中和”，以扶持为主。重视先天、后天之本，尤其把后天之本脾胃对长寿的影响提到了一个新的高度，强调“脾胃者，五脏之宗也，四脏之气皆禀于脾，四时皆以胃气为本”（《寿亲养老新书·饮食调治第一》）。

金元时期是补肾类延年益寿方发展的一个高峰，与此同时，不同学术流派相继兴起。在肯定肾为寿命之本的基础上，《脾胃论》的著作者李东垣是“补土（脾胃）派”的代表，提出“养胃气为本”，振发脾阳以祛病延年；“滋阴派”的代表朱丹溪始终贯彻其滋阴延年的思想，认为“人生至六十、七十以后，精血俱耗”，“人身之阴难成易亏，六七十以后，阴不足以配阳，孤阳几欲飞越。

[15]作者注：何首乌等有毒中药必须在医生指导下使用。

因天生胃气尚尔留连，又藉水谷之阴，故羁縻而定耳”（《格致余论·养老论》），朱丹溪之论包含着养胃益阴有助延年的思想，《丹溪心法》中的延寿丹是其代表方剂。

此外，由于当时的历史背景，金元时期成为我国继盛唐之后各民族文化交流的又一高峰期，延年抗衰方剂的发展吸收了少数民族和周边国家的养生成果，具有独特的价值，并值得借鉴。该时期的代表著作如下：

《御药院方》被丹波元简称为“乃辑宋末金元诸方者，颇备亦宝，架中不可欠之书也”，收载宫廷秘方1000余首[16]。《御药院方·卷六·补虚损门》收录了宫廷防衰抗老的经验方，如：神仙六子丸，由菟丝子、金铃子、枸杞子、覆盆子、五味子、蛇床子、何首乌、地骨皮、木瓜、小茴香、熟地黄、牛膝组成，“治男子气血衰败，未及年五十岁之上，髭鬓斑白，或年少人髭鬓苍黄……常服养精髓，养气血，壮筋骨，补肾水，滑肌肤，驻容颜，黑髭鬓”，注重填补肾精益寿延年。

《瑞竹堂经验方》由元代建昌太守沙图穆苏与当地名医集体收录名方而成，《四库全书·〈瑞竹方〉提要》中评价其所载之方“不轻用金石之药，其处方最为醇正”[17]。该书设有“羡补门”，最早记载了心肾同调、精血同补的抗衰老名方“人参固本丸”（由熟地黄、生地黄、天门冬、麦门冬、人参组成），其所载“草还丹”（由苍术、葫芦巴、覆盆子、枸杞、山药、补骨脂、茯苓等药组成）“不用金石，不加燥热，不伤五脏，只以草药为用……此药益精髓，

[16]陈作新.《御药院方》方药特色探讨[J].中医文献杂志,1998(02):1-12.

[17]徐春娟,陈荣,何晓晖.盱江医著《瑞竹堂经验方》探析[J].中国实验方剂学杂志,2016,22(18):183-186.

补肾经，固元阳，轻腰脚，安五脏，通九窍，令人耳目聪明，有一老人，年七十以上，常服此药，悦颜容，乌髭发，固牙齿，能夜书细字，延年益寿”。

元代宫廷饮食巨著《饮膳正要》言：“故养生者，既无过耗之弊，又能保守真元，何患乎外邪所中也！故善服药者，不若善保养；不善保养，不若善服药；世有不善保养，又不能善服药，仓卒病生，而归咎于神天乎。”该书不仅是集元代以前饮食养生学之大成，其卷第二收录了诸般汤煎56种、食疗方61则、神仙服饵24条，在继承元代以前服饵抗衰经验的同时，还广泛吸收了周边民族及波斯、阿拉伯国家等的饮食养生成果。例如该书诸般汤煎所载：“牛髓膏子：黄精膏（五两）、地黄膏（三两）、天门冬膏（一两）、牛骨头内取油（二两），将黄精膏、地黄膏、天门冬膏与牛骨油一同不住手地用银匙搅动，令冷定和匀成膏，每日空心温酒调一匙头。补精髓，壮筋骨，和血气，延年益寿”，具有浓郁的草原民族特色。

宋金元时期，延年学说日趋成熟并深入临床，抗衰老方剂摆脱了炼丹服石的束缚，药物组成以植物药为主，延年益寿方剂走上了独立发展的道路。民族文化的交流，令延年抗衰方剂的发展吸收了少数民族的养生成果。

抗衰老方剂发展的鼎盛时期（明代）

明代是抗衰老方剂发展的鼎盛时期，李时珍、龚廷贤、万密斋、张介宾等医学家，全面继承了明以前抗衰老方剂的成就，理论上围绕脾肾进一步阐发[18]。"先天强厚者多寿，先天薄弱者多夭；后天培养者寿者更寿，后天斫削者夭者更夭……两天俱得其全者，耆艾无疑也"（《景岳全书·先天后天论》），张介宾强调先天对寿命的决定性作用和后天培养的重要性，"两天俱得其全"方能健康长寿。衰老学说的发展，进一步推动了抗衰老方剂的研创。明代大型方书与综合医书的"补益门"与养生类著作中，收录了大量抗衰老方剂。

李时珍是明代著名的医药学家，其著《本草纲目》集"延年"药物之大成，收集了16世纪以前记载的延缓衰老药物和部分方剂，明确记载"增年""耐老"的药物237种，所论"延年""轻身"的医理和附方390余条，长寿案例24则，为后世延缓衰老医药的研究提供了大量有价值的资料[19]。李时珍在延年益寿的养生中重视先天之本肾、后天之本脾胃和君主之官心的作用。《本草纲目》载有斑龙丸、仙茅丸、固精强骨方、七宝美髯丹、二至丸、何首乌丸等补养肝肾防治衰老的方剂；他还提倡"脾乃元气之母""母气既和，津液相成，神乃自生，久视耐老"；载养心安神、益智

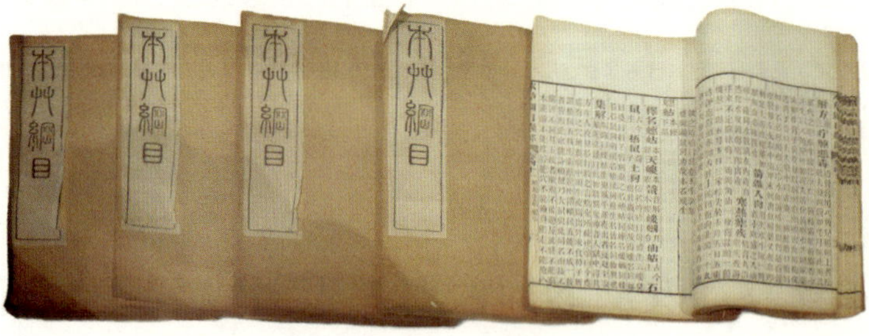

明 李时珍 本草纲目

[18]戴慎.延年益寿方发展史述要[J].南京中医学院学报,1992,(03):181-183.

[19]赵冠英,王发渭,孙随.《本草纲目》抗老延寿方药窥略[J].上海中医药杂志,1990,(09):32-33.

延年方20余首，如琼玉膏、朱雀丸、开心益智方、安神保精紫芝丸等。此外，李时珍严厉批判方士推崇的服食金石“延寿”之论，大力提倡久服无毒动植物药，改善老年人虚羸和疾病状态，从而延缓衰老，为抗衰老方剂的发展清除了障碍，促进了延缓衰老医药的研究。

明代著名长寿医学家龚廷贤，在其晚年著作《寿世保元》中，阐述了人体衰老机制为“肾间动气”虚衰为主，“元气者，肾间动气也。右肾为命门，精神之所合，爱惜保重，则荣卫周流，神气不竭，与天地同寿”，延缓衰老应以滋肾补肾为主，善用血肉有情之品，填补精气首推鹿茸、鹿角，配伍地黄、枸杞、天冬、麦冬等制方，如“仙传斑龙丸”“八仙斑龙胶”。龚廷贤接受李东垣脾胃元气论的观点，即一身元气均赖乎脾胃之气的滋养，提出“凡老年之人，当以养元气，健脾胃为主”，同时重视顾护脾胃对延缓衰老的作用。其在《补益》《衰老论》等篇章中，收录并创制了不少补益脾肾、延缓衰老的方剂，如“长生固本方”“延寿瓮头春”“八仙长寿丸”“阳春白雪糕”等。

我国现存最大的古代方书《普济方》，载方6万余首，集明代以前抗衰老方剂之大成，剂型包括丸剂、散剂、汤剂、丹剂、酒剂、茶剂等多种剂型，并详细描述了制备方法[20]。《普济方·卷五》载：“四十以上，则不可服泻药，须服补药；五十以上，四时勿缺补药，如此乃可延年，得养生之术耳”；《普济方·卷二百二十六》：“夫人心生血，血生气，气生精，精盛则鬓发不白，颜貌不衰，延年益寿”；《普济方·卷二百六十五》：“人以为

[20]胡龙才.《普济方》摄生抗衰老经验探讨[J].山东中医杂志,2001(11):646-649.

补下元而使气实，其实不然，先补心气而五脏实，心气正而元气自实也。若更以药补下元尤妙。若止补元气，耗心气，非养生之理也”，表明其注重补虚、养心、葆精以益寿延年的思想。

明代吴旻著《扶寿精方》，取“山木之寿，雨露培之；夫人之寿，药石扶之”之义，收录了“四圣不老丹”“胡麻延寿丹”“还少丹”等众多益寿延年方。

此外，张时彻的《摄生众妙方》、李梴的《医学入门》、万全的《保命歌括》、万表的《重刻万氏家传济世良方》、龚信的《古今医鉴》、孙一奎的《赤水玄珠》、高濂的《遵生八笺》、武之望的《济阳纲目》、龚居中的《寿世仙丹》、洪基的《摄生秘剖》等医著，也记载了不少抗衰老方剂。

抗衰老方剂发展的缓慢时期（清代）

清代主要继承了前人的经验，1840 年鸦片战争之后，社会动荡，晚清时期老年养生的发展停滞不前。此时期所创抗衰老新方不多，散见于方书之中，如《奇方类编》《验方新编》《奇效丹方》《家用良方》《良朋汇集经验神方》等，选方用药多平和温润。清代徐大椿曰：“借药滋补，亦必择和平纯粹之品，审体气之所偏，而稍为资助。”（《慎疾刍言·秘方》）清代养生抗衰方主要运用于宫廷医学之中，方药选择注重平和之品，据清宫医案及清宫配方记载，为后人留下一些经典的补益增寿之方，如《慈禧光绪医方选议》中所载养心延龄益寿丹、长春益寿丹、益寿膏、五芝地仙金髓丹等，剂型多以膏、糕、丹、丸为主，每次服用小量，取其量小力弱，平缓温和，以达缓而图之的目的。

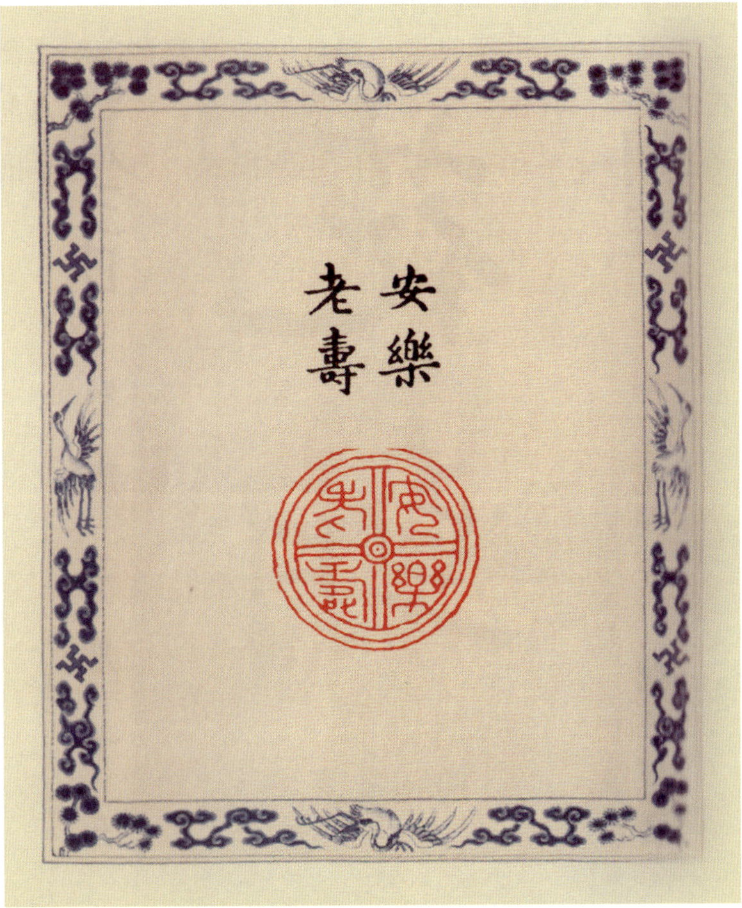

清 元音寿牒印谱之安乐老寿页

综上所述，抗衰老方剂起源于长生不老的传说，在东汉以前尚处于萌芽阶段，与“神仙家”的服食丹药交相混杂。随着医学的发展，至东汉开始出现植物药抗衰老复方，到唐代得到初始发展，经宋金元时期逐渐成熟，到明代的鼎盛发展，并经历了清代的缓慢发展。在此过程中，延年学说日趋成熟，抗衰老方剂逐渐摆脱了炼丹服石的束缚，并走上了独立发展的道路。抗衰老方剂形成了比较完整的理论体系和较为完善的组方模式，为中医学抗衰老研究留下了丰富而宝贵的理论和实践依据。

第四章 古今抗衰老方剂组方模式

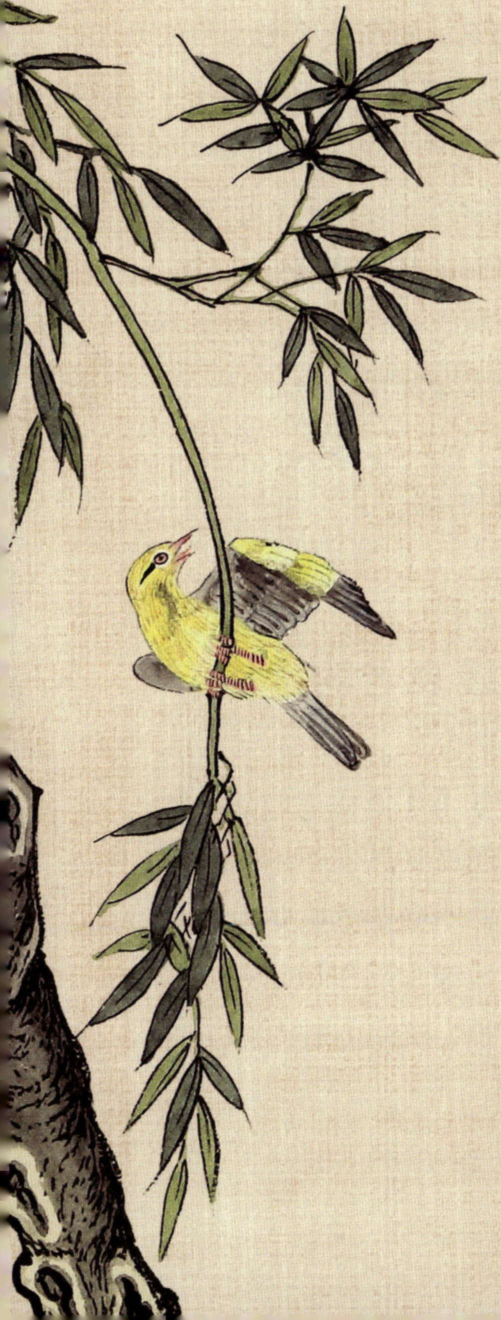

抗衰老方剂是在中医衰老学说指导下应运而生的延缓衰老的实践，经历了自汉代至清代2000多年的发展，是古代医家方药抗衰老经验的具体呈现。笔者通过全面搜集中医古籍中记载的抗衰老方剂（严格按照具体的选取标准），共纳入研究530首方剂，涉及汉代至清代87部中医古籍。根据《中华本草》[21]和《中华人民共和国药典》[22]的中药正名作为标准药名，对所收录方剂中的中药名称进行标准化处理，然后建立数据库。分别对药物的四气、五味、归经、使用频次进行统计，通过关联规则、改进互信息法、复杂系统熵聚类等数据分析方法，对方剂中药物之间潜在的关联关系进行挖掘。在对数据的分析中，一方面，从以药测证的反向思维，探索中医药衰老学说的发展脉络，较之纯粹的理论分析，更具有说服力，为中医临床工作者和科研人员提供指导；另一方面，探寻古代医家抗衰老方剂的组方规律，为筛选出安全、便捷、疗效可靠的中医药养生益寿方剂提供参考和借鉴。

以药测证——探寻中医延缓衰老的本质

古代抗衰老方剂是在中医衰老学说指导下配伍而成的，以发源于《黄帝内经》的衰老学说为指导，历经后世医家学术思想发展的影响。通过对抗衰老方药的归经分析，明确了五脏坚固是长寿的基础，肾中精气充盛与否对寿命的长短起主导作用，并被历代医家所公认。唐代医家重视通过调畅心神，统率五脏六腑功能

[21]国家中医药管理局《中华本草》编委会.中华本草[M].上海:上海科学技术出版社,1999.

[22]国家药典委员会.中华人民共和国药典[M].北京:中国医药科技出版社,2015.

协调，决定人体的寿夭。宋代以降，尤其是金元脾胃学说兴起，抗衰老方药开始着重培补后天脾胃以抗衰益寿。清代抗衰老方药中归脾胃经的药物数量的总和超越了归肾经药物数量的突破性发展，是自宋以后重视中焦脾胃思想经过长期发展的结果。自此，补肾与补脾共同成为抗衰老的两大重要指导法则。通过以药测证的方法，衰老学说的发展脉络得到较为清晰的呈现和印证。

古代抗衰老方药以补虚为主，尤其注重补肾养心健脾，兼用活血、理气、祛痰、开窍、利水之功效的药物，形神共养，以后天养先天。从方药的角度，对“五脏虚损致衰”进行了印证。衰老的病机实质为五脏虚损为本，气血阴阳亏虚，从而出现气涩血瘀、心神失养、寒湿内生、虚损滑脱的本虚标实证。

五脏坚固，是健康长寿之本

中医学中的心、肝、脾、肺、肾合称为五脏，其不等同于西医解剖学中的 5 个器官，是以五脏为中心，配属六腑，以精、气、血、津液为物质基础，通过经络联络经筋、骨骼、肌肉、官窍、皮毛等的 5 个功能系统。《素问·脉要精微论》曰“五脏者，中之守也。得守则生，失守则死”，强调人体以五脏为本。五脏共同的生理功能是“藏精气”，“藏而不泻”，精气以盈满为宜，不可妄泻。五脏通过化生和贮藏精、气、血、津液等精微物质，进而供给和调控消化吸收、物质代谢、生长盛衰等全身性的功能活动，并产生和蕴养魂、神、意、魄、志等的精神意识思维能力。正如《灵枢·天年》以 10 岁为阶段，对人体的生理机能由盛及衰的具体描述，人体从 40 岁以后，五脏精气盛极而衰，气、血、津液化生不足并运行不畅，脏腑机能减退，机体因此出现皮肤松弛，发白、发脱，齿槁、齿落，耳目不聪，失眠健忘，精力减退，食不知味，腰腿疼痛，行步不正，性功能减退，丧失生育能力，小便不利、频多，大便艰涩或滑泻等种种衰老征象。

《灵枢·天年》还描述了长寿与短寿的个体特征。由于个体的差异性，有的人长寿，拥有健康高质量的晚年，有的人虽然长寿却病病殃殃很多年，还有的人短寿甚或猝死，其根本原因在于五脏是否坚固、精气是否充盛。“五脏坚固，血脉和调，肌肉解利，皮肤致密，营卫之行，不失其常，呼吸微徐，气以度行，六腑化谷，津液布扬，各如其常，故能长久。”（《灵枢·天年》）五脏精气充盛，阴阳协调，先天发育正常，生理功能健全，血脉通调不壅滞，肌肉滑润流利，皮肤腠理致密紧致，营卫之气保持正常的循行，呼吸和缓深长，六腑腐熟传导消化食物功能正常，这是长寿的特征。反之，“五脏皆不坚，使道不长，空外以长，喘息暴疾，又卑基墙，薄脉少血，其肉不石，数中风寒，血气虚，脉不通，真邪相攻，乱而相引，故中寿而尽也”（《灵枢·天年》）。父母赋予的先天之精不足，或后天发育过程中调养不周，消耗太多，导致五脏不坚，精气亏损，气血不足，肌肉松弛，容易感受风、寒、湿等外邪的侵袭，邪气深入，经脉不通，日久正气更虚，人到中年寿命就结束了。《黄帝内经》强调“五脏坚固”是人体生命活动长久、健康高寿的基础。

衰老是一个全身性的复杂的生理退化过程，此过程伴随着多脏器的虚损并相互受累，所以抗衰老不能过分强调单一脏腑虚损，必须全面兼顾五脏虚损致衰的问题。笔者对 530 首古代抗衰老方剂进行数据分析，除了汉代（1 首）和晋代（4 首）所载抗衰老方剂数量过少，不具有统计意义外，分别对唐（50 首）、宋（231 首）、金元（28 首）、明（178 首）、清（38 首）5 个时期的方剂进行统计，发现药物归经总体均以入五脏为主，尤其是以肾经为首，心、肝、脾、肺四脏位列其后，在不同历史时期稍有差别。抗衰老方剂中高频药物的性味以甘温为主，其中补虚类药物在各时期所占比例均在 50% 左右，清代所占比例最高，达到 69%，唐代占 47%，宋代占 48%，金元占 60%，明代占 50%，总体占 56%。

《素问·阴阳应象大论》曰："形不足者，温之以气；精不足者，补之以味。""人年五十以上，阳气日衰，损与日至"（《千金翼方·养老大例》），脏腑阳气随着年龄的增长日渐衰减。"阳气者，若天与日，失其所则折寿而不彰"（《素问·生气通天论》），阳气之于人体，犹如太阳之于天地，是生机之源。"高年惟恐无火，无火则运化艰而易衰，有火则精神健而难老"（《医述·医学溯源》），阳气充盛则健康长寿，阳气受损则寿短命悭。温性药能扶阳消阴以除寒，古代抗衰老方剂以温性的补阳药、补气药、补血药、温里药为主，温补渐衰之阳气，扶助生机之源，从而达到抗衰延寿的目的。

甘味药物具有补虚、缓急止痛、缓和药性与调和药味的作用。"阴阳形气俱不足……而调以甘药也"（《灵枢·邪气脏腑病形》），甘温之品可补养形气，充盛脏腑精气。填精补髓、补血养阴、益气安神等补虚之品均为甘味，或兼有辛味。"老衰久病，补益为先"（《医门法律·先哲格言》），古代抗衰老方剂大多来源于方书与养生类文献的虚损门，正如《普济方·诸虚门》所言："夫阴阳气血之在人，初无余欠，及劳动妄作，嗜欲过度，戕真太甚，则有阴阳伤惫之疾，气血虚损之症，法宜补之。”抗衰老方剂以甘药为主，由此明确衰老的本质是气血阴阳因消耗而俱不足的虚症。

以上研究数据表明，为了拮抗由增龄引起的脏腑机能衰退，紧紧围绕着五脏功能衰退的证候特点，抗衰老方剂偏重选用以甘温为主的补虚类药物，填补五脏精气之虚衰。从对抗衰老方剂方药的分类、性味与归经方面的分析可见，均与《灵枢·天年》论述的五脏虚损致衰具有高度一致性，也从方药的角度对五脏虚损致衰学说进行了验证。五脏虚损学说发源于《黄帝内经》，指导着历代医家的抗衰老实践。

延缓衰老先养心——心主神明，调控五脏六腑

中医学认为，心的基本职能为心藏神与心主血脉。“心者，君主之官……主明则下安，以此养生则寿……主不明，则十二官危，使道闭塞而不通，形乃大伤，以此养生则殃”(《素问·灵兰秘典论》)，《黄帝内经》以五脏六腑对应国家官职的形象描述，奠定了心为人体君主之职的重要地位。

心藏神，总统魂魄情志，不仅仅是指心主宰着人体的精神意识和思维活动，而更重要的功能是心通过主宰心神，统率五脏六腑相互协调，共同完成机体的生理与心理功能，决定人体的寿夭。《黄帝内经》对此进行了反复强调，“心者，五脏六腑之大主也，精神之所舍也，其脏坚固，邪弗能容也。容之则心伤，心伤则神去，神去则死矣”（《灵枢·邪客》），“忧愁恐惧则伤心”（《灵枢·邪气脏腑病形》），“悲哀忧愁则心动，心动则五脏六腑皆摇”（《灵

枢·口问》）。

钱学森说“人体是一个巨系统”（《论人体科学》），是一个具有思想意识的、高度有序的、开放的复杂巨系统。中国工程院原院长、中国工程院院士刘德培认为，机体的衰老由：生物分子维持不良；细胞功能紊乱；系统性炎症、代谢、内分泌功能紊乱；生理功能下降及疾病易感性增高这4个层次的功能失调或各层之间的联系失调导致[23]。可见，人体内客观存在着一个功能调控系统，无论是微观的分子、基因、细胞，还是宏观的组织、器官、人体五大系统，均受控于人体内的功能调控系统。**人体功能调控系统，协调各脏器功能，稳定自身代谢，维持正常生理功能，稳定内环境（有节律的相对恒定），适应外环境，实现人体内外环境物质、能量、信息和意识的交流，调动防病和抗病功能，是保证人体健康长寿的内因[24]。**

心，为一身之君主，五脏六腑之大主，“神明出焉”，“禀虚灵而含造化，具一理以应万机，脏腑百骸，惟所是命”，这正是人体功能调控系统的具体体现。随着年龄的增长，心神暗耗，对人体的调控功能减退，从而引起代谢障碍、生理功能紊乱，甚至出现形态结构异常和器质性疾病等衰老和老年病的表现。《黄帝内经》开篇明确指出圣人指导今人“年皆度百岁而动作不衰”的要领为，在适时规避“虚邪贼风”“美其食，任其服”的前提下，更应注重“恬惔虚无”“精神内守”“志闲而少欲，心安而不惧”“乐其俗，高下不相慕”“嗜欲不能劳其目，淫邪不能惑其心，愚智

[23]刘德培.系统生物医学与抗衰老[C]//中国生物化学与分子生物学会2016年全国学术会议论文集. 2016:74.

[24]史云峰著.健康长寿新观念:人体调控功能[M].上海:上海科学普及出版社.2003:3.

贤不肖不惧于物”的精神调摄（《素问·上古天真论》），只有如此方能“德全不危”。

唐代抗衰老方药归经中，对“心”的关注超出了历史上的其他时期。唐代抗衰老方剂主要来源于《备急千金要方》养性卷、《千金翼方》养性卷与《外台秘要》。长寿药王孙思邈是中医药抗衰老的践行者和受益者，他开专篇论述“养性”对于健康长寿的重要性。性者，“欲所习以成性”，若“性自为善，不习无不利也。性既自善，内外百病自然不生，祸乱灾害亦无由作，此养性之大经也”。“性”乃心之所生也，心藏神，孙思邈反复强调“啬神”、修身养德对于养生延寿的重要性，“养性者，不但饵药餐霞，其在兼于百行，百行周备，虽绝药饵足以遐年。德行不充，纵服玉液金丹未能延寿”（《备急千金要方·养性序第一》）。后世养生家亦非常重视心神对人体康健的重要作用，如三国时嵇康所言：“养生有五难，名利不去为一难，喜怒不除为二难，声色不去为三难，滋味不绝为四难，神虑精散为五难……五者无于胸中，则信顺日跻，道德日全，不祈善而有福，不求寿而自延，此养生之大旨也。”人体的感觉、视、听、言、行及运动等生理活动，以及心理情志均受心神的主宰和支配。这些养生格言均警醒着人们，修德养性方能啬神养神而不妄耗，从而保证心神调控脏腑的功能正常运转。

“心者，生之本，神之变也，其华在面，其充在血脉”（《素问·六节脏象论》）。心主血脉，主宰着机体脏腑组织生理功能养料的生成与输送，为生命活动的中枢。心气衰，心主血脉的功能衰退，则会导致血脉运行不畅，产生瘀血，进而导致或加重衰老。现代医学认为衰老的过程其实是一个动脉进行性硬化的过程，增龄是导致大小动脉弹性减退的独立危险因素，血管病变又是引起心脑血管疾病的主要原因。比如缺血性心脏病（包括心肌梗死、心力衰竭）、脑卒中、血管性痴呆、糖尿病等疾病，都与血管弹性减退相关。心主血脉的功能活动，是以心藏神为前提的，心神调节失常可影响心脏的活动，故治疗冠心病亦常合用养心安神之品，以促进心脏功能恢复协调，以人参、茯苓、菖蒲、远志等组成的开心散化裁方治疗心律失常、心绞痛等，临床多有应用。

心为君主之官，心藏神、主血脉，唐代对心神的关注，体现了当时医家对衰老常由心神失调诱发观点的认同。古代抗衰老方剂，通过重用安神养心、驱邪开窍中药，达到形神共养抗衰的目的，与现代心身医学非常贴近，体现了中医药抗衰老思想的先进性。人参—茯苓药对，居于古代抗衰老方剂常用药对的首位，二者均为“安精神，定魂魄”的代表，体现了古代医家重视养心安神抗衰老的思想。人参—茯苓药对，也经常出现在养心安神类经典名方中，如人参归脾汤、天王补心丹、宁志丸等，用于治疗失眠、健忘、惊悸、怔忡等心神失养证。

延缓衰老必养肾——肾主藏精，为生命之根

中医学认为肾为先天之本、生命之源，肾的主要生理职能为肾藏精和肾主生殖，在人体的生命活动中发挥着重要作用。

“肾者，主蛰，封藏之本，精藏之处也”（《素问·六节脏象论》），肾具有贮存、封藏精气的生理功能。“夫精者，生之本也”（《素问·金匮真言论》），精，是生命的基本物质。

肾所藏之精，包括先天之精和后天之精。先天之精，是禀受于父母的生殖之精，所以称肾为“先天之本”；后天之精，指脾

胃运化而生成的水谷精气，以及脏腑所化生的精气。“肾者主水，受五脏六腑之精而藏之，故五脏盛，乃能泻”（《素问·上古天真论》），肾脏不仅藏本脏之精，五脏六腑之精也藏于此，精满而泻，不断输送到全身脏腑及肾所主之形体官窍起到濡润滋养的作用。先天之精本源于肾，后天之精复归于肾。肾中精气充足，则精力充沛，骨坚牙固，耳目聪明，毛发润泽，二便自调。随着生命进程，人从中年转入老年，肾中精气由充盛逐渐转向衰退，则逐渐出现骨枯髓减脑空、身矮背驼、腰酸耳鸣、齿摇发白等老态，如《素问·上古天真论》所云：“肾脏衰，形体皆极。”由此可见，肾中精气是决定人的生、长、壮、老、衰生命活动的主要因素，主宰着人的寿命和生命质量。

此外，“肾者，作强之官，伎巧出焉”（《素问·灵兰秘典论》），“肾主智，肾虚则智不足”（《医学心悟·健忘》），人的智慧和技巧的发挥、精神情志和思维活动，与肾藏精气有直接密切的关系。人体衰老征象除了形态、动作、机能等方面，“健忘嗔怒，情性变异”等精神情志变化也是衰老的重要表现之一。“脑为髓海”（《灵枢·海论》），又称“脑为元神之府”（《本草纲目》），“肾不生则髓不能满”（《素问·逆调论》）。肾藏精，精能生髓，髓藏于骨腔充养骨骼，且通于脑，脑为髓聚而成。老年之人肾虚精亏，髓海渐空，则智力减退，性情变异，近年来，中医药对于老年性痴呆的干预，常采用补肾填精法，辅以活血化瘀通络等，取得了较好的疗效[25，26]。

---

[25]毛蕾，张玉莲．补肾填精中药治疗老年性痴呆 [J]．吉林中医药，2010，30(5)：394–396.

[26]李燕．活血化瘀法在防治老年病及抗衰老中的运用体会．长春中医药大学学报，2010，26(3)：362–363.

肾主生殖，肾对男女生殖器官的发育成熟及生殖能力具有主宰作用。人出生后，先天之精不断得到后天之精的充养，肾中精气逐渐充盛，促进着幼儿骨骼及智力的发育，至男子“二八”，产生精子，女子“二七”，月经来潮，具备了生殖力；女子“七七”，男子“八八”之后，肾精所化生的“天癸”竭绝，则丧失生殖功能。“肾主骨髓，而藏于精，虚劳肾气虚弱，故精液少也”（《诸病源候论·虚劳精少候》），若育龄男女肾精衰少，肾气不足，男性易患阳痿、精液稀少、弱精等不育症；女性易患多囊卵巢综合征、宫体发育不良、胎停、滑胎等疾病。临床上，常运用补肾填精之法，增强育龄男女的生殖能力。若放浪形骸，房事不节，施精过度，损伤肾精和肾气，造成生殖能力减退的同时，还可引起早衰的发生，正如《黄帝内经》所言：“醉以入房，以欲竭其精”，故“半百而衰也”。“精竭则身惫，故欲不节则精耗，精耗则气衰，气衰则病至，病至则身危。”（《备急千金要方·养性》）古代医家均强调节欲惜精、保精养肾对摄生延寿的重要性。

“天寿过度，气脉常通，而肾气有余也”（《素问·上古天真论》），“肾元盛则寿延，肾元衰则寿失”（《医学正传》），明确指出肾气肾精在影响人体寿命中的重要作用，衰老与否、体质的强弱、衰老的速度、寿命的长短很大程度上取决于肾气的盛衰和肾精的盈亏。前文中医衰老学说章节已详细论述了“肾虚致衰”学说，古今医家对此持肯定态度，当代国内外研究成果也证实了其科学性。

“人之中年，肾气自衰”（《医学入门》），“损其肾者，益其精”（《难经·十四难》）。精血亏耗是衰老的主要原因，历代抗衰老方药归经中，肾经以独特的优势，遥遥领先于其他脏腑，由此可以明确，补肾益精是抗衰老的不二选择。虽然先天肾精、肾气充盛与否，决定了禀赋的强弱与寿命的长短，后天调摄、环境等因素亦可对肾精、肾气进行补充和损耗。古代抗衰老方药以归肾经为主，补肾填精，补充先天之不足与后天之损耗，以此延缓衰老进程，以期达到健康长寿的目的。

延缓衰老重脾胃——脾胃为后天之本，气血生化之源

脾胃为后天之本，气血生化之源，气机升降之枢，人体五脏六腑与四肢百骸，皆赖脾胃运化之气血的滋养。《素问·玉机真脏论》曰："五脏者皆禀气于胃。"所以，保持脾胃功能健运，在抗衰益寿和防病养生方面具有重要的意义。

脾主运化，是指脾具有把饮食物化为精微物质，并将其转运至全身的功能，是脾最主要的生理功能之一。即《素问·经脉别论》曰："饮入于胃，游溢精气，上输于脾，脾气散精，上归于肺，通调水道，下输膀胱，水精四布，五经并行，合于四时五脏阴阳。"脾、胃同居中焦，通过经脉相互络属而构成表里关系，胃主受纳，脾主运化，共同完成饮食物的消化吸收及精微物质的输布，以化生精、气、血、津液，使脏腑、经络、四肢百骸，以及筋肉皮毛等组织得到充足的营养，从而维持人体正常的生理活动。

脾主运化，除了运化水谷之外，还包括运化水液的功能。脾具有对水液吸收、转输和布散的作用，脾能把水谷精微中多余的水分，及时地转输至肺和肾，通过肺和肾的气化功能，化为汗液和尿液排出体外。

随着年龄增长或日常失于调摄，脾胃功能逐渐衰退。脾失健

运，消化吸收能力与精微物质转输布散功能减退，气血生化乏源，五脏六腑、四肢百骸失去营养物质的滋养，导致人体生理功能全面衰退，即“脾衰则四脏俱衰”（《金匮玉函要略辑义·呕吐哕下利病脉证治第十七》）。脾运化水液功能减退，必然导致水液在体内的停滞，产生湿、痰、饮，从而影响机体气血津液正常的循行和布散，进一步导致气滞、血瘀等病理产物的堆积。此外，脾胃为气机升降之枢，脾升则肝肾亦升，胃降则心肺亦降，人身气机升降有序，脏腑功能正常。若脾胃中气衰弱，气机升降失调，肾水、肝木不能有序升发，心火、肺金不能有序下降，均可导致气机升降紊乱，从而百病丛生，加速衰老。正如李东垣所言：“百病皆由脾胃衰而生也。”（《脾胃论·脾胃盛衰论》）

《黄帝内经》最早记载了关于脾虚导致衰老的论述，“五七，阳明脉衰，面始焦，发始堕”（《素问·上古天真论》），即女子在35岁前后，因脾胃脏腑精气虚衰，开始出现容颜衰老的变化。金元时期，李东垣创“脾胃学说”，阐述了脾胃对人体寿夭的重要影响，“一有此身，必资谷气，谷入于胃，洒陈于六腑而气至，和调于五脏而血生；而人资之以为生者也，故曰后天之本在脾”（《医宗必读》）。明代李中梓在继承前贤经验的基础上，首次把脾胃提到后天之本的高度。虽然《黄帝内经》重视脾胃对人体的影响，然而当时医家并未把脾虚作为致衰的主要因素，尚不能与肾虚致衰相提并论。金元至清代医家对脾胃的逐渐重视，使补脾抗衰老的理论得以发展，并逐渐发展为与补肾相当的重要抗衰老原则，如清代程国彭所言：“脾肾两脏，皆为要本，不可偏废。”（《医学心悟》）

“是以老年之人，能饮食而脾胃健者，尚能筋骨坚强，气血犹盛”（《黄帝内经素问集注·上古天真论篇第一》），“土气为万物之源，胃气为养生之主，胃强则强，胃弱则衰，有胃则生，无胃则死，是以养生家当以脾胃为先……善养脾胃之道，所以便能致寿”（《景岳全书·论脾胃》），表明脾胃健旺则气血充盛，身体强健，可以延缓衰老，益寿延年。临床上也常常以饮食来判断老年人的生存状况、衰老进程，甚至疾病预后。所以，延缓衰老，在重视补益心肾的同时，必须重视中焦脾胃的重要作用。据笔者统计，金元以前古代抗衰方药的选择，仍主要以补肾填精药为主。自宋代以降，古代抗衰老方药归脾胃经药物比重逐渐增加，并占据相当比重。发展至清代时，抗衰老方剂中归脾胃经药物数量之和已超越归肾经药物数量，体现了医家重视中焦脾胃思想长期发展的过程。

延缓衰老须泻浊——机能衰退，则痰、瘀、湿、滞生

关于衰老多虚，已为公认之事实，然而因虚而产生的病理产物或来自外环境的侵害，都可加速衰老的发生。一方面，人体随着年龄增长，脏腑虚衰，阴阳失调，精、气、神化生不足，机体功能衰退，气、血、津液运行不畅，生化乏源，可导致痰凝、血瘀、湿停、气滞等病理产物的滋生。如张介宾指出：“凡人之气血，犹源泉也，盛则流畅，少则壅滞，故气血不虚不滞，虚则无有不滞者。”（《景岳全书》）“老者之气血虚，其肌肉枯，气道涩，五脏之气相搏，其营气衰少而卫气内伐”（《灵枢·营卫生会》），“气道涩”是指，老年之人气血亏虚，气血运行不畅，导致气滞、血瘀及痰浊等实邪阻滞经络和脉道。

另一方面，“邪之所凑，其气必虚”（《素问·评热病论》），老年人因脏腑功能衰退，防御机能减弱，更容易遭受外来之邪的侵害。正如孙思邈所说：“凡人不终眉寿或致夭殁者……聚毒攻神，内伤骨髓，外败筋肉。血气将亡，经络便壅，皮里空疏，惟招蠹疾。正气日衰，邪气日盛”（《千金翼方·卷第十五·补益》）。病理产物的堆积，导致脏腑气机不通，脏腑组织得不到正常濡养，可加重脏腑虚衰，成为新的诱因，变生他疾，加速衰老进程。如果能有效地消除体内的痰、瘀、湿、滞，阻止随增龄而日益加重的病理产物堆积，无疑会减少许多疾病的发生，达到抗衰延年的目的。

衰老是全身多系统多脏器的功能衰退和形态的退行性改变，同时还普遍存在着不同程度的代谢紊乱，血脂、血黏度增高，脂褐素沉积等一系列的病理生理变化。老年人出现程度不同的老年斑，皮肤粗糙、巩膜混浊、肌肤麻木、肢体疼痛、舌质紫暗等衰老征象都是痰浊、瘀血的表现。

古代抗衰老方剂中药物的选择关注五脏同补、重在补肾的同时，还注重兼有化痰、祛瘀、理气、利水、清热之功效，以保证人体气血畅通，气机升降出入正常。其药味均以甘味为主，辅以苦辛，佐以少量酸、涩、咸，在不同的历史时期均具有一致性。甘味为主，补五脏之虚，在前文中已做介绍。其中苦味药与辛味药占相当的比例。

清代名医徐大椿有言：“苦入心能补心也。”苦能补心，心安神定则寿延。苦味能坚阴，《素问·脏气法时论》曰：“肾欲坚，急食苦以坚之”，“肾者主水，受五脏六腑之精而藏之”。生命的进展伴随着阴精暗耗的过程。肾主闭藏而欲坚实，以补益精髓的同时，故宜苦以坚之。衰老过程可出现阴精耗损、阴虚阳亢，苦味能清泄阴虚阳亢之虚热，同时还能清解病理产物堆积产生的郁热。脾肾虚衰，阳气不足，水液代谢障碍，体内水湿停聚，苦味药还具有燥湿之功。

辛味药具有温中行气、活血化瘀、祛风除湿、化痰开窍醒神等功效；日本汉方界曾报道，以苦味药为主的黄连解毒汤和以辛味药为主的加味抑肝散，对治疗老年期痴呆有很好的疗效，说明苦味和辛味有一定的泻浊抗衰老作用。

人体衰老是阴阳两虚、寒热错杂的复杂病理状态，可出现脾虚积滞之寒热互结中焦、心肾不交之上热下寒等证，寒温相配使用，才能全面切中证情，兼收阴阳同补、寒热并除之效。古代抗衰老方药涉及寒、热、温、凉四性，以温平为主，辅以寒凉，以取补而不燥、清而不伤之功，调整人体阴阳平衡、益寿抗衰。

高频药物——探寻抗衰老良方的依据

据统计，《神农本草经》中所载具有“延年”“不老”等功效的药物有98种，《本草纲目》中所载益寿药物237种。基于大数据分析的古代抗衰老方剂高频药物和药组，凝聚了古代医家的抗衰老实践精华，体现了抗衰老方剂的组方规律。不同朝代或时期的高频药物，分别体现了当时医家对衰老的认识，也体现了不同时期衰老学说的发展特征。从530首古代抗衰老方剂中统计出的前10味高频药物，很大程度上反映了古代医家关于抗衰老实践达成的一些共识。这些药物均为性味平和之品，其选用与配伍以《神农本草经》为法度，具有一定的规律性和倾向性。现代药理学探索研究天然抗衰老药物的过程中，也证实了这些高频药物可以通过多种机制起到抗衰老和防治老年病的作用。提炼高频药物和高频药组，是筛选安全、平和、疗效可靠的中医药养生益寿方剂的依据，可为临床工作者和想要养生保健的中老年人提供参考和借鉴。

古代抗衰老方剂高频药物

由于汉代抗衰老方剂仅1首“八味丸”(由干地黄、山茱萸、山药、肉桂、附子、茯苓、泽泻、丹皮组成)，晋代抗衰老方剂(涉及药物为南烛叶、南烛根、菟丝子、苍术、茯苓、蜂蜜、补骨脂、黑芝麻)仅4首，不具有统计意义。其余各朝代抗衰老方剂高频药物主要涉及以下药类：补气药、补阳药、补血药、补阴药、安神药、开窍药、收敛固涩药、温里药、活血化瘀药、利湿药、解表药、清热药、化湿药、攻毒杀虫去腐敛疮药。其中补虚类药所占比例最大，尤其是清代，补虚药的使用发展至高峰。从前10味高频药物的使用可以看出，唐代抗衰老方剂药物的选用奠定了抗衰老方药的基础，后世抗衰老方药的选用在唐代方药的基础上，具有各自的发展特征。

唐代抗衰老方剂高频药物

唐代抗衰老方剂 50 首，主要来源于《备急千金要方》《千金翼方》《外台秘要》，共涉及中药 110 味，平均每首方剂 7.8 味，出现频次高于 5（频率≥ 10%）的药物有 30 味，见表 1。

表1 唐代抗衰老方剂使用频率≥10%的药物

序号	中药名称	频次	序号	中药名称	频次
1	茯苓	21	16	石斛	7
2	人参	15	17	肉桂	7
3	生地黄	15	18	菊花	7
4	蜂蜜	12	19	牛膝	7
5	柏子仁	11	20	枸杞子	7
6	天冬	11	21	五味子	6
7	酒	10	22	钟乳石	6
8	菟丝子	10	23	松子仁	5
9	远志	9	24	麦冬	5
10	肉苁蓉	9	25	云母	5
11	松香	8	26	山茱萸	5
12	石菖蒲	8	27	甘草	5
13	山药	8	28	白术	5
14	续断	7	29	天雄	5
15	杜仲	7	30	蛇床子	5

唐代抗衰老方剂注重心神对机体衰老的影响，茯苓、人参分别为高频药的前两位，其在《神农本草经》中亦属“安魂”“养神”之品。另外安神药柏子仁、远志也出现在前 10 味高频药中。《神农本草经》：“柏子仁，主惊悸，安五脏，益气”；“远志，利九窍，

益智慧，耳目聪明，不忘，强志，倍力”。《名医别录》：“远志，定心气，止惊悸，益精。”唐代抗衰老方剂整体配伍以补助人体气血阴阳虚衰为主，辅以清热、活血、解表、温里、开窍、安神、杀虫。唐代是抗衰老方剂从神仙服饵方向植物药的过渡阶段，但尚未完全摆脱神仙服饵方的特征，矿物类钟乳石、云母等亦为高频使用药物。

宋代抗衰老方剂高频药物

宋代是抗衰老方剂发展的成熟时期，所创新方数为历史之最。宋代抗衰老方剂231首，共涉及中药200味，平均每首方剂6.8味，出现频次高于20（频率≥10%）的药物有27味，见表2。

表2　宋代抗衰老方剂使用频率≥10%的药物

序号	中药名称	频次	序号	中药名称	频次
1	茯苓	94	15	远志	33
2	熟地黄	49	16	石菖蒲	31
3	牛膝	49	17	枸杞子	31
4	生地黄	47	18	五味子	30
5	肉桂	45	19	黑芝麻	28
6	肉苁蓉	44	20	附子	24
7	菟丝子	42	21	杜仲	24
8	天冬	39	22	松香	23
9	人参	38	23	覆盆子	22
10	山药	38	24	山茱萸	22
11	菊花	36	25	泽泻	21
12	蜂蜜	35	26	柏子仁	21
13	巴戟天	34	27	石斛	20
14	白术	33	—	—	—

宋代抗衰老方剂高频药物均为植物药，首次摆脱了炼丹服石的束缚，走上了独立发展的道路。草木类药物使用品种的日渐增多，是其可行性和功效明确的驱动。所收录方剂大多来源于官修方书《太平圣惠方》《圣济总录·卷第一百八十五·补益门》，方药选用更趋平和，补气健脾药的使用占比开始增长，表明医家们开始关注脾胃对健康长寿的作用。从宋代抗衰老方剂的组方规律与核心药物的关联关系看，其核心药物群以茯苓为中心，分别与人参、山药、熟地黄、肉桂、远志相配伍，另外牛膝与肉苁蓉、菟丝子相配伍。宋代抗衰老方剂的核心药物群与前10味高频药物几乎完全一致，与《圣济总录·卷第一百八十五·补益门》中提到的“枸杞子丸（由人参、茯苓、山药、生地黄、肉桂、远志、枸杞子、菊花、肉苁蓉、黄芪、牛膝、柏子仁组成），平补心肾，延年驻颜”具有很高的匹配度。

金元抗衰老方剂高频药物

金元抗衰老方剂28首，共涉及中药96味，平均每首方剂10.5味，出现频次高于6（频率≥20%）的药物有15味，见表3。

金元时期抗衰老方剂高频药物中补虚类药的使用频次首创新高，且随着补阳药物比例的提高，金元时期逐渐成为补肾类抗衰老方剂发展的高峰。金元时期抗衰老方剂受当时历史背景的影响，其发展过程中吸收了少数民族和周边国家的养生成果。金元抗衰老方剂主要来源于《御药院方》《饮膳正要》《瑞竹堂经验方》，前两者均为宫廷秘方，注重益精髓，补肾精，固元阳以抗衰益寿。牛膝首次排在高频药物的首位，与其功效相关，因牛膝既可滋补

表3　金元抗衰老方剂使用频率≥20%的药物

序号	中药名称	频次	序号	中药名称	频次
1	牛膝	12	9	小茴香	7
2	茯苓	11	10	人参	7
3	肉苁蓉	10	11	山药	7
4	巴戟天	10	12	地骨皮	6
5	熟地黄	9	13	杜仲	6
6	枸杞子	9	14	补骨脂	6
7	菟丝子	8	15	生地黄	6
8	覆盆子	8	—	—	—

肝肾，强筋壮骨，又可活血祛瘀，引血下行，利尿通淋。金元时期抗衰老方剂核心药物群，以牛膝为核心，分别与茯苓、覆盆子、山药、熟地黄、菟丝子、巴戟天、肉苁蓉相配伍，与《丹溪心法》“延寿丹”（由天冬、远志、山药、巴戟天、赤石脂、车前子、石菖蒲、柏子仁、泽泻、花椒、熟地黄、生地黄、枸杞子、茯苓、覆盆子、牛膝、杜仲、菟丝子、肉苁蓉、当归、地骨皮、人参、五味子组成）、《御药院方》“养寿丹”（由远志、石菖蒲、巴戟天、白术、茯苓、地骨皮、续断、枸杞子、菊花、细辛、生地黄、车前子、何首乌、牛膝、肉苁蓉、菟丝子、覆盆子组成）等方具有较高的匹配度。

明代抗衰老方剂高频药物

明代抗衰老方剂178首，共涉及中药209味，平均每首方剂10.7味，出现频次高于36（频率≥20%）的药物有16味，见表4。

表4 明代抗衰老方剂使用频率≥20%的药物

序号	中药名称	频次	序号	中药名称	频次
1	茯苓	92	9	五味子	47
2	牛膝	75	10	麦冬	46
3	枸杞子	72	11	山药	46
4	熟地黄	66	12	杜仲	42
5	生地黄	61	13	天冬	42
6	人参	61	14	何首乌	40
7	菟丝子	55	15	补骨脂	39
8	当归	52	16	肉苁蓉	38

明代抗衰老方剂高频药物涉及利湿药（茯苓），活血化瘀药（牛膝），补血药（枸杞子、熟地黄、当归、何首乌），清热药（生地黄），补气药（人参、山药），补阳药（菟丝子、杜仲、补骨脂、肉苁蓉），补阴药（麦冬、天冬），收敛固涩药（五味子）等8类，其中补虚药占50%。明代抗衰方剂的核心药物群，以牛膝、茯苓为核心，分别与枸杞子、菟丝子、熟地黄、人参相配伍，共6味药，组成了明代抗衰老方剂的方根。《摄生众妙方》中“二至丸”与“神仙延寿丹”、《万病回春》“延龄固本丹”、《墨宝斋集验方》“延龄育子丸”、《古今医统大全》“全鹿丸”、《济阳纲目》“罗真人延寿丹”、《寿世保元》“加减神仙既济丸”、《普济方》“万应延寿丹”均包含上述16味药物。

清代抗衰老方剂高频药物

清代抗衰老方剂38首，共涉及中药114味，平均每首方剂9.9

味，出现频次高于8（频率≥20%）的药物有13味，见表5。

表5 清代抗衰老方剂使用频率≥20%的药物

序号	中药名称	频次	序号	中药名称	频次
1	茯苓	20	8	人参	9
2	枸杞子	14	9	熟地黄	9
3	生地黄	13	10	白术	9
4	当归	12	11	花椒	8
5	牛膝	11	12	菟丝子	8
6	杜仲	11	13	肉苁蓉	8
7	补骨脂	9	—	—	—

古代总体抗衰老方剂高频药物

本研究共收录古代抗衰老方剂530首，涉及中药共312味，平均每首方剂8.6味，出现频次高于53（频率≥10%）的药物有27味，见表6。

古代总体抗衰老方剂27味高频药物涉及利湿药、活血化瘀药、清热药、补血药、补气药、补阳药、补阴药、收敛固涩药、安神药、开窍药、解表药、温里药等12类，其中21味在《神农本草经》中记载具有“延年”“耐老”“不老”“增年”等功效，且其共同特征为具有“养五脏”“温中”“益气”“补虚”之功。对其药物归类，以补虚为主，涉及养心安神、活血化瘀、温里、收涩、利水渗湿和开窍、解表。前10味高频药物依次为茯苓、牛膝、生地黄、熟地黄、枸杞子、人参、菟丝子、肉苁蓉、山药、天冬。

表6 古代总体抗衰老方剂使用频率≥10%的药物

序号	中药名称	频次	序号	中药名称	频次
1	茯苓	240	15	柏子仁	76
2	牛膝	154	16	当归	76
3	生地黄	142	17	白术	75
4	熟地黄	136	18	麦冬	75
5	枸杞子	133	19	石菖蒲	72
6	人参	130	20	菊花	72
7	菟丝子	124	21	补骨脂	72
8	肉苁蓉	109	22	蜂蜜	64
9	山药	107	23	山茱萸	63
10	天冬	102	24	肉桂	61
11	五味子	93	25	何首乌	60
12	杜仲	90	26	覆盆子	56
13	巴戟天	87	27	花椒	53
14	远志	82	—	—	—

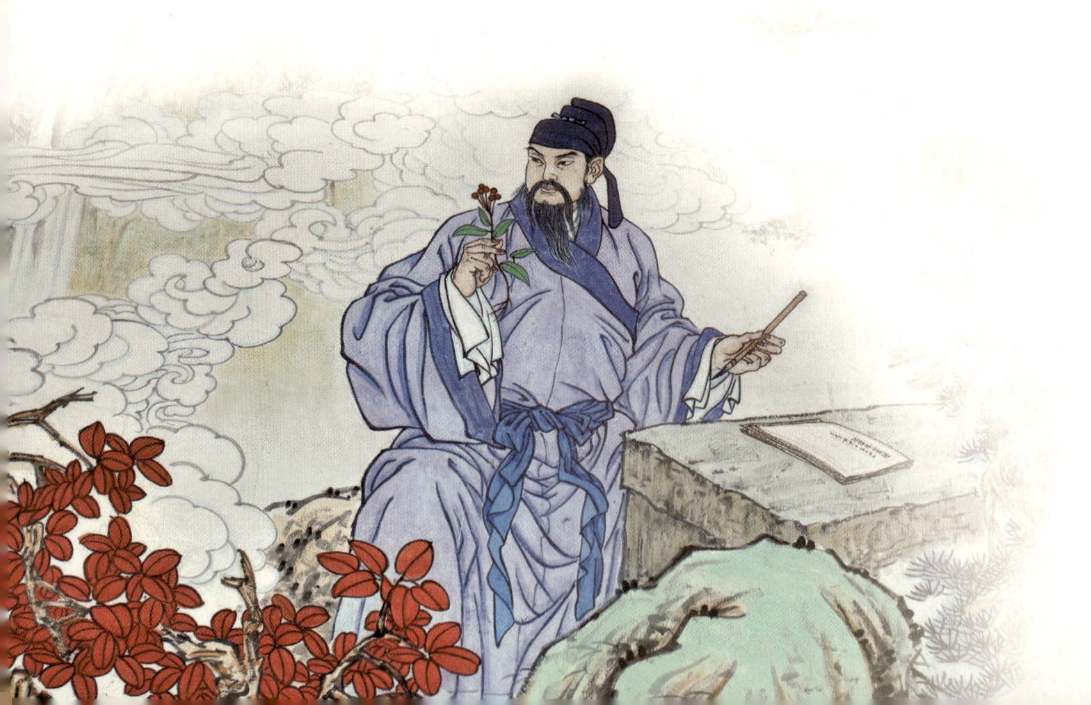

古代抗衰老方剂前10味高频药物

从530首古代抗衰老方剂中统计出的前10味高频药物，很大程度上是古代医家关于抗衰老实践达成共识的体现。这些药物均为性味平和之品，其选用与配伍以《神农本草经》为法度，具有一定的规律性和倾向性。现代药理学探索研究天然抗衰老药物的过程中，也证实了这些高频药物可以通过多种机制起到抗衰老和防治老年病的作用。

茯苓

茯苓为多孔菌科真菌茯苓的干燥菌核，多寄生在松科植物马尾松或赤松的树根部，分为野生和培植，主要产于云南、安徽、河南、福建、四川等地。产于云南者，称为“云苓”，品质最佳，产于安徽者，称为“安苓”，产量最大。

【性味】味甘、淡，性平。

【归经】归心、脾、肺、肾经。

【文献记载】《神农本草经》：“茯苓，味甘，平，主胸胁逆气，忧恚，惊邪，恐悸，心下结痛，寒热，烦满，咳逆，口焦舌干，利小便。久服安魂、养神，不饥、延年。”南北朝梁代《本草经集注》在《神农本草经》“利小便”的基础上

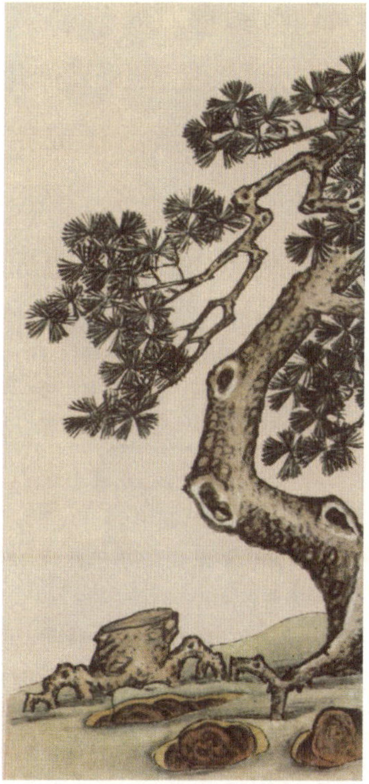

茯苓

发展了茯苓实脾利湿的主治："止消渴唾，大腹淋沥，膈中痰水，水肿淋结，开胸腑，调脏气，伐肾邪，长阴，益气力，保神守中。"《吴普本草》曰："茯苓通神。"唐代《日华子本草》："茯苓，补五劳七伤，安胎，暖腰膝，开心益智，止健忘。"明代《本草蒙筌》言茯苓为"养神益智圣药……专理心经，善补心气"之药。明代《神农本草经疏》："茯苓生于古松之下，感土木之气而成。"

【现代研究】

1. 化学成分[27，28]：茯苓含有茯苓多糖、三萜类化合物、乙酰茯苓酸、麦角甾醇、葡萄糖、蛋白质、卵磷脂、胆碱、组氨酸、腺嘌呤、多种酶及微量元素等，其中茯苓多糖是茯苓的主要成分，约占茯苓总干重的70%~90%。

2. 药理研究[29，30，31]：

（1）免疫调节作用：茯苓多糖具有免疫调节作用，可以修复免疫抑制，激活释放免疫刺激因子，调动免疫因子的积极性，提高机体免疫应答，增强机体抵抗力。茯苓多糖有对抗可的松的免疫抑制作用，明显增加腹腔巨噬细胞的吞噬功能。茯苓多糖还具有抑制胸腺萎缩、增强T淋巴细胞功能的作用，并能促进白细胞介素-2的产生。茯苓多糖可以激活补体C3、C5，提高小鼠的体

---

[27]游昕，熊大国，郭志斌，商友剑.茯苓多种化学成分及药理作用的研究进展[J].安徽农业科学，2015，43(02)：106-109.

[28]徐硕，姜文清，邝咏梅，吴学军，马捷，金鹏飞.茯苓的化学成分及生物活性研究进展[J].西北药学杂志，2016，31(03)：327-330.

[29]张敏，高晓红，孙晓萌，徐嘉疃，李香艳，史衍杰，范新田.茯苓的药理作用及研究进展[J].北华大学学报(自然科学版)，2008(01)：63-68.

[30]崔鹤蓉，王睿林，郭文博，王鹏龙，马涛，李瑞生，贾天柱，何塞·路易斯·里奥斯，张振秋，雷海民.茯苓的化学成分、药理作用及临床应用研究进展[J].西北药学杂志，2019，34(05)：694-700.

[31]邓桃妹，彭代银，俞年军，王雷，张越，丁泽贤，程玥，陈卫东，刘昌孝.茯苓化学成分和药理作用研究进展及质量标志物的预测分析[J].中草药，2020，51(10)：2703-2717.

液免疫功能。复方茯苓口服液，可以提高体质虚弱小儿的细胞免疫功能，从而增强体质。

（2）抗肿瘤作用：众多研究表明，茯苓具有多系统、多靶点、多层次的抗肿瘤作用，茯苓多糖可显著增加免疫应答，通过减少肿瘤细胞的增殖、杀伤肿瘤细胞，从而抑制肿瘤细胞生长。茯苓多糖对小鼠的抑瘤率可达 90% 以上，可使艾氏腹水癌动物的生存期延长 24.5%，腹水量下降 71%。茯苓多糖能对抗化疗药物对免疫功能的抑制，提高荷瘤小鼠的免疫功能。有人认为茯苓多糖的抗肿瘤作用是通过增强机体的免疫功能来实现的，其实验依据是给正常小鼠和去胸腺小鼠接种腹水型肉瘤 S_{180}，同时给予茯苓多糖进行治疗。实验结果发现，正常小鼠的抑瘤率为 99%，而去胸腺小鼠的抑瘤率仅为 7%。茯苓多糖与 S_{180} 有高度的亲和力，在肿瘤附近激活了补体的活性，通过巨噬细胞、T 淋巴细胞及体液因子协同抑制肿瘤细胞。

近来有人报道茯苓多糖在体外对 S_{180} 细胞和人慢性骨髓性白血病 K562 细胞具有直接的抗肿瘤作用。茯苓多糖对艾氏腹水癌细胞也有直接的抑制作用，可抑制癌细胞的 DNA 合成。说明茯苓多糖既有直接的抑瘤作用，又可通过增强免疫功能来间接地抑制肿瘤。

肺癌患者服用茯苓多糖后可以明显改善临床症状，并能提高多项免疫指标，特别是对细胞免疫功能有很强的促进作用。

（3）对神经系统的作用：茯苓水煎剂具有改善神经细胞代谢、提高学习记忆能力和镇静催眠的作用。

（4）抗菌、抗炎、抗病毒作用：茯苓多糖具有抗炎、抗菌、抗病毒的作用。

（5）对心血管系统的作用：茯苓酸具有抑制心肌细胞肥大和

凋亡，从而改善心血管功能的作用；茯苓提取物对离体蛙心具有增强心肌收缩力和加速心率的作用。

（6）对泌尿系统的作用：茯苓可改善肾小球损伤，降低尿蛋白水平。

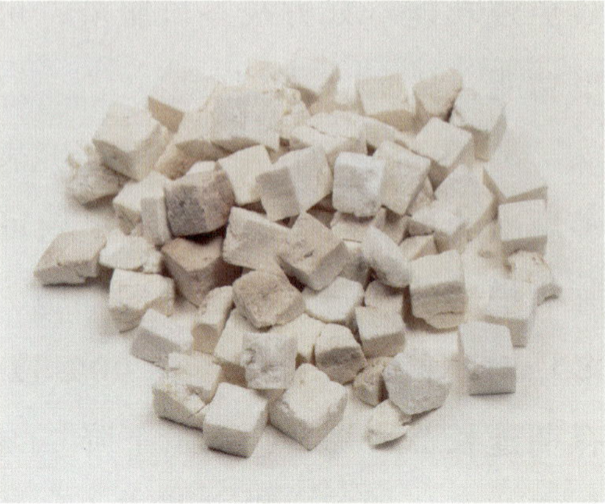
茯苓饮片

（7）其他作用：茯苓多糖能显著降低动物体内自由基水平，提高动物体内自由基清除酶的活性，增强动物耐寒、耐疲劳能力，说明茯苓多糖具有较好的延缓衰老的作用。茯苓对四氯化碳所致的肝损伤有明显的保护作用，可降低谷丙转氨酶和防止肝细胞坏死。茯苓可明显减轻四氯化碳、高脂低蛋白膳食、饮酒等复合病因所造成的实验动物的肝硬变。茯苓能够提高红细胞中 2，3- 二磷酸甘油酸的水平，增强红细胞的输氧功能，改善机体的缺氧状态。

茯苓还具有延缓皮肤衰老、美白淡斑的作用。茯苓通过增强人体免疫功能、提高抗病能力、改善细胞代谢，可以起到防病、延缓衰老的作用。

【按语】

茯苓在《神农本草经》中被列为上品，所载茯苓主治“胸胁逆气，忧恚，惊邪，恐悸，心下结痛，寒热，烦满，咳逆，口焦舌干”心气不足诸症，历代本草认为茯苓是“益智”“养神”“通神”之药。茯苓甘淡性平，甘能补中，淡而利窍，补中则心脾实，利窍则邪热解，心脾实则诸症自除，神魂安，五脏皆定。历代本草对服食茯苓祛病强身的记载颇多，孙思邈在《千金翼方》中记载茯苓由蜂蜜和酒炮制后，甜如甘露，名茯苓酥，具有“主除万病，久服延年”之功，灾荒之年，亦可充饥。后世医家也认为茯苓炮制后久服，可以祛除百病，机体强健，肌肤润泽，面若童颜，延年耐老，所以古人称服食茯苓为神仙度世之法。

现代中药学把茯苓归为利湿药，湿邪为患，实为中焦脾土虚弱，茯苓甘以助阳，淡而利湿，利水实脾，诸症自退。茯苓性味平和，既能宁心安神、健脾渗湿，又可扶正祛邪，有补而不峻、利而不猛的特点，是传统的药食同源物品，适合长期服用。中老年人易出现心神不安、失眠健忘、痰饮眩悸、脾虚食少、小便不利、便溏泄泻等病症，适量服用茯苓当有效验。现代研究证实茯苓能够提高人体的免疫功能和抑制肿瘤细胞的生长，还有保肝及调节胃肠的作用，适量地服用一些茯苓制品来增强免疫和预防肿瘤，有利于中老年人健康长寿。

北宋著名文学家苏轼非常注重养生，著有《苏沈良方》，他深信茯苓对人体的补益作用，把茯苓、芝麻和蜂蜜做成一道养生佳品常服，《东坡杂记》中记载：“以九蒸胡麻，用去皮茯苓少入白蜜为饼食之，令气力不衰，百病自去，此乃长生要诀。”苏轼的弟弟苏辙，“少而多病，夏则脾不胜食，秋则肺不胜寒。治肺则病脾，治脾则病肺。平居服药，殆不复能愈”，他在调养疾病的过程中，深信茯苓的保健功效，并写了《服茯苓赋》盛赞茯苓“安魂魄而定心志”“固形养气，延年却老”的养生作用。

慈禧所生活的时代，人类平均寿命不到 50 岁，而慈禧寿命是 73 岁，不得不说是个长寿者。从中国第一历史档案馆保存的清宫医案可以看出，慈禧经常服用长寿补益方药和膳食用以养生保健。

据统计，慈禧常服的13个长寿方中，茯苓使用频率达到78%，居慈禧太后所用补药之首。另外，慈禧在御医的建议下，选用上好的云南茯苓，研成细粉，让御膳房配以松仁、桂花、蜜糖、米粉，摊烙成精美的夹心薄饼。茯苓饼味道甘美，慈禧将其作为食用补品经常服用，成为清代宫廷的名点。茯苓饼后来由御膳房传入民间，成为北京的风味小吃，并驰名全国，盛传至今。

牛膝

牛膝为苋科植物牛膝（怀牛膝）和川牛膝（甜牛膝）的干燥根。以栽培品为主，也有少量野生者。怀牛膝主产于河南；川牛膝主产于四川、云南、贵州等地。冬季茎叶枯萎时采挖，除去须根及泥沙，捆成小把，晒至干皱后，将顶端切齐，晒干。生用或酒炙用。

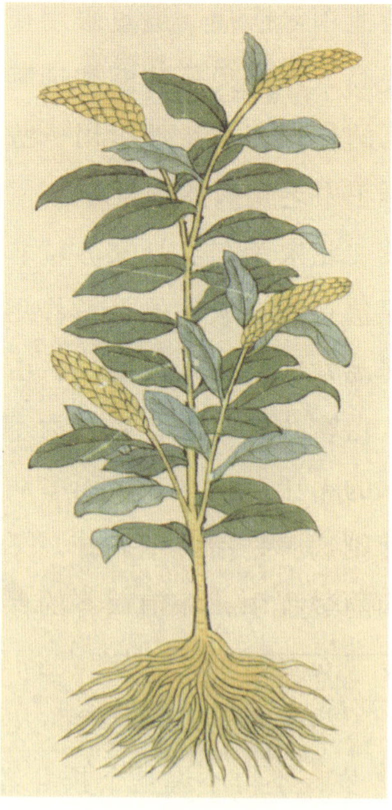

牛膝

【性味】苦、酸，平。

【归经】归肝、肾经。

【文献记载】《神农本草经》：“牛膝，味苦、酸，主寒湿痿痹，四肢拘挛，膝痛不可屈伸，逐血气，伤热火烂，堕胎。久服，轻身、耐老。”南朝陶弘景《本草经集注》：“牛膝，治伤中少气，男子阴消，老人失溺，补中续绝，填骨髓，除脑中痛及腰脊痛，妇人月水不通，血结，益精，利阴气，止发白。”明代缪希雍《神农本草经疏》：“牛膝，禀地中阳气所生，又兼木火之化；味厚气薄，走而能补，性善下行，故入肝肾。”清代陈修园《神农本草经读》：“牛膝苦能泄实，则血因气凝之病可逐。”清代汪昂《本草备要》：“牛膝酒蒸则益肝肾，强筋骨，治腰膝骨痛，足痿筋挛，阴痿失溺，久疟，下痢，伤中少气；生用则散恶血，破癥结，治心腹诸痛，淋痛尿血，经闭难产，喉痹齿痛，痈疽恶疮。”

据历代本草文献记载，牛膝是一味能补能通的中药，既能活血祛瘀，又可补益肝肾，强筋健骨，兼能祛风除湿，可用于治疗四肢拘挛疼痛、腰膝酸痛、下肢痿软。

【现代研究】

1. 化学成分[32, 33]：牛膝药理活性成分主要包括三萜皂苷类（人参皂苷、牛膝皂苷）、甾酮类（β-蜕皮甾酮、牛膝甾酮、紫茎牛膝甾酮）、黄酮类（芸香苷、异槲皮素、山奈酚-3-O-葡萄糖苷）以及具有免疫活性的肽多糖等。此外，牛膝还含有精氨酸等12种氨基酸及生物碱类，铁、铜等微量元素。

2. 药理研究[34, 35]：

（1）抗动脉粥样硬化：以高脂饲料造成的鹌鹑动脉粥样硬化模型，经预防给药实验，发现给予牛膝的鹌鹑，其血清甘油三酯（TG）、总胆固醇（TC）、过氧化脂质（LPO）水平显著低于模

[32]赵婉婷，孟大利，李铣，等.牛膝的化学成分[J].沈阳药科大学学报，2007，24(4)：207-210.

[33]沈舒，王琼，李友宾.牛膝的化学成分和药理作用研究进展[J].海峡药学，2011，23(11)：1.

[34]谈锋，邓君.牛膝多糖的组分分析及抗衰老活性研究(英文)[J].Acta Botanica Sinica，2002(07)：795-798.

[35]薛胜霞，金丽琴，贾东明，等.牛膝多糖衍生物对糖尿病大鼠血糖及血脂的影响[J].中国药学杂志，2009，44(2)：107-110.

型组，并能减轻脂质对血管内皮细胞的损伤，从而起到抗动脉粥样硬化的作用。

（2）降血压：牛膝煎剂，对家兔、猫、犬等均有短暂的降压作用，血压下降时伴有呼吸兴奋，降压作用无快速耐受现象，其作用机制可能与组胺的释放、心脏抑制及扩张外周血管有关。

（3）降血糖：牛膝对肾上腺素或葡萄糖引起的血糖升高有明显对抗作用，对四氧嘧啶引起的糖尿病有预防与治疗作用。

（4）增强免疫功能：牛膝多糖能提高小鼠单核巨噬细胞的吞噬功能，明显增加小鼠血清溶血素水平和抗体形成细胞数量，明显提高血清总 IgG 及特异性抗体溶血素的含量。在体外，牛膝多糖可刺激小鼠脾细胞增殖，增强自然杀伤（NK）细胞活性和促进伴刀豆球蛋白 A 诱导的肿瘤坏死因子 -β（TNF-β）产生，增强迟发型超敏反应和对抗环磷酰胺对 NK 细胞活性的抑制作用，增强 B 淋巴细胞增殖能力。

（5）抗骨质疏松：体外破骨细胞分化实验研究表明，牛膝中 7 个三萜皂苷类成分可有效抑制破骨细胞形成，以竹节参苷 IVa 和木鳖子皂苷 Ib 抑制作用最强，且其抑制作用具有可逆性。牛膝水煎液能显著改善维 A 酸所致的骨质疏松大鼠的活动能力，增加小鼠骨中有机质的含量，提高骨密度。提示牛膝可作为骨吸收抑制剂用于防治骨质疏松症。

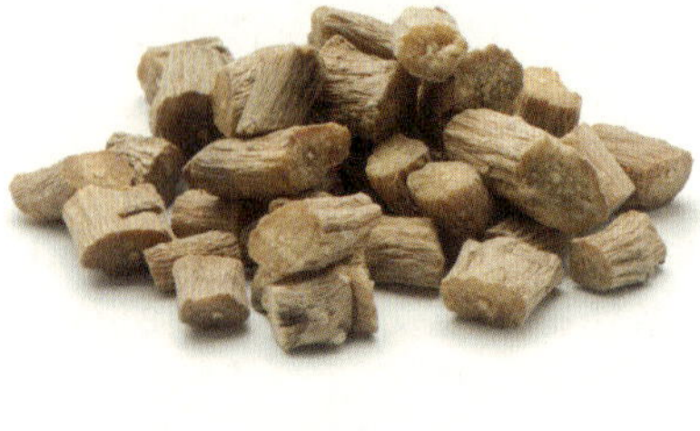
牛膝饮片

（6）抗氧化与延缓衰老：牛膝可明显升高半乳糖所致的衰老模型小鼠血超氧化物歧化酶（SOD）活力及小鼠血浆、肝匀浆过氧化脂质（LPO）水平，升高衰老模型小鼠血过氧化氢酶（CAT）的活力。牛膝可以明显改善戊巴比妥钠所致的小鼠记忆障碍、延长小鼠负荷游泳时间，增强记忆力和提高耐力。牛膝多糖可显著增加果蝇平均体重，并使果蝇平均寿命延长。

（7）抗肿瘤：牛膝总皂苷体外对艾氏腹水癌细胞的细胞毒作用，随药物浓度的增高而逐渐增强；体内对小鼠肉瘤 S_{180} 腹水型及肝癌实体瘤的抑制率分别为56%和46.2%；牛膝提取物在体外对两种肿瘤细胞株的增殖具有明显抑制作用。

（8）其他作用：蜕皮甾酮能改善肝功能，降低血浆胆固醇作用。牛膝煎液能降低血浆黏度，增强红细胞变形能力。

【按语】

牛膝，《神农本草经》将其列为上品，牛膝在唐以前本草学中并无川、怀之分，统以牛膝称。据历代本草文献记载，牛膝入肝肾二经，既能补益肝肾，强筋健骨，又可活血祛瘀，兼能祛风除湿，利水通淋，是一味能补能通的中药，补益虚损，通利血脉，治疗四肢拘挛疼痛、腰膝酸痛、下肢痿软、小便淋痛、瘀血经闭等症。此外，后世医家逐渐认识到牛膝有下行之性，如明代缪希雍《神农本草经疏》云，“走而能补，性善下行”，临床医家对病势在上者，于方中加入牛膝，或取其导热下行，或取其引血下行，或引乳归经，取其下行向导之功而常获佳效。

牛膝的功用与导致衰老的肝肾脏腑亏虚，伴随血滞水停、气机逆乱的基本病机相吻合，数据分析发现，古代抗衰老方剂中牛膝常与人参、茯苓、山药、熟地黄、生地黄、枸杞子、菟丝子、巴戟天、肉苁蓉、杜仲、五味子等药配伍。与上述药物相配增强了滋补之功和通利之效。现代实验研究也表明，牛膝具有防治动脉粥样硬化、高血压、糖尿病、骨质疏松症等老年病的作用，还可以增强免疫力、抗肿瘤、抗氧化与延缓衰老。

牛膝集补泻功用于一体，表明其性味平和，安全无毒，据临床观察长期服用或大剂量服用牛膝没有明显不适反应。因其具有收缩子宫的作用，对于孕期或月经过多的女性则应慎用。

（生、熟）地黄

地黄为玄参科植物地黄的块根。全国大部分地区均有栽培，主产为河南、山西、河北、山东、内蒙古、陕西等地。秋季采挖，去除芦头、须根及泥沙。鲜用，或将地黄缓慢烘焙至八成干，或将干品继续反复蒸晒至内外色黑油润，质地柔软黏腻，分别称为“鲜地黄”“生地黄”“熟地黄”。

【性味】生地黄，味甘、苦，性寒；熟地黄，味甘，性微温。

【归经】归心、肝、肾经。

【文献记载】《神农本草经》：“干地黄，味甘，寒。主折跌绝筋，伤中，逐血痹，填骨髓，长肌肉，作汤，除寒热积聚，除痹，生者尤良。久服，轻身，不老。”

南朝陶弘景《本草经集注》：“干地黄……主男子五劳七伤，女子伤中，胞漏，下血，破恶血，溺血，利大小肠，去胃中宿食，饱力断绝，补五脏内伤不足，通血脉，益气力，利耳目。生者尤良，生地黄，大寒。主妇人崩中血不止，及产后血上薄，心闷绝，伤身胎动下血，胎不落；堕坠，踠折，瘀血，留血，衄鼻，吐血，皆捣饮之。久服轻身，不老。”五代日华子《日华子本草》：“干地黄，助心胆气，安魂定魄，治惊悸，劳劣心肺损，吐血鼻衄，妇人崩中血运，长志。”唐代甄权《药性论》：“干地黄，能补虚损，温中下气，通血脉，久服变白延年；治产后腹痛，主吐血不止……生地黄，味甘，平，无毒，解诸热，破血，通利月水闭绝，病人虚而多热，加而用之。”明代缪希雍《神农本草经疏》：“干地黄，味甘寒，乃补肾家之要药，益阴血之上品。”

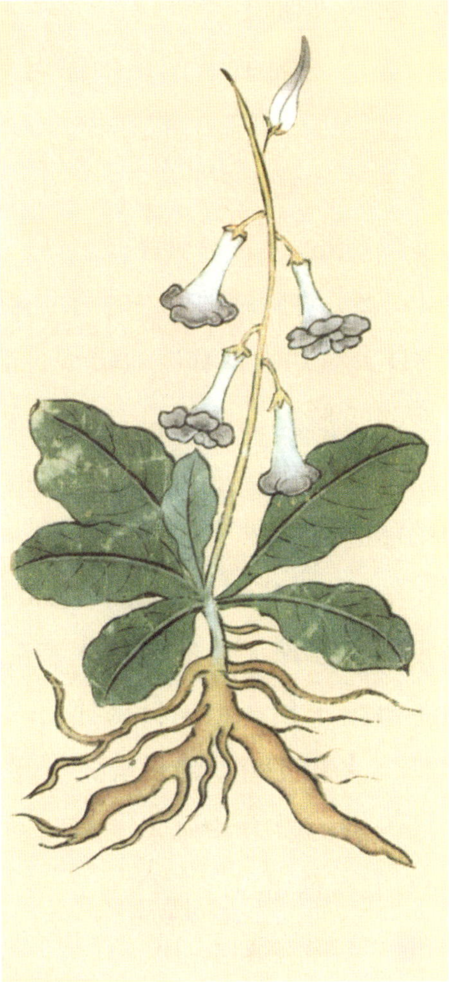

地黄

【现代研究】

1. 化学成分[36, 37]：从鲜地黄、生地黄、熟地黄中分离出来的主要成分有环烯醚萜类、紫罗兰酮类和苯乙醇类、糖类等化合物，此外还有氨基酸类、木脂素类、酚酸类等化合物。环烯醚萜类成分是地黄中含量最多的一类化合物，地黄中发现的紫罗兰酮类多以单萜和倍半萜为主，糖类化合物主要分为单糖和多糖两类。

[36]陈金鹏,张克霞,等.地黄化学成分和药理作用的研究进展[J].中草药,2021,52(6):1772.
[37]张艳丽.地黄叶的化学成分研究[D].哈尔滨:黑龙江中医药大学,2013.

2. 药理研究[38, 39, 40]：

（1）对心血管的保护作用：地黄中环烯醚萜类梓醇，可通过降低血管中过氧亚硝基阴离子（$ONOO^-$）的形成，增加蛋白激酶(Akt)和生理性一氧化氮（NO）的生成，显著改善心肌缺血再灌注损伤的心脏功能，减轻心肌梗死、心肌细胞凋亡和心肌坏死的程度。

（2）对脑缺血和神经系统的保护作用：梓醇和地黄寡糖作用于SD大鼠局灶性脑缺血模型，能显著增加微血管和神经元数目，减少星形胶质细胞数目，使胞体和突起数目及形态特征趋近于正常，对神经血管单元具有较好的保护作用，且能促进脑缺血后神经功能的恢复。

（3）调节糖脂代谢：地黄低聚糖可调节葡萄糖、肾上腺素诱发的高血糖大鼠的糖代谢紊乱，亦可调节生理性高血糖状态。地黄寡糖干预高脂饲料诱导的慢性应激大鼠，可降低其空腹血糖水平，改善葡萄糖耐量异常，增加肝脏和肌肉中糖原的储量，减少糖异生的能力和血浆游离脂肪酸的水平，以及血浆中甘油三酯（TG）和总胆固醇（TC）水平。地黄水提取液通过抑制脂肪组织抵抗素基因的表达，降低胰岛素抵抗水平，改善脂代谢紊乱，从而降低Ⅱ型糖尿病大鼠血糖水平。

（4）保护肝、肾等脏器：地黄寡糖能显著改善四氯化碳产生的肝损伤生理指标，使肝脏中升高的丙二醛（MDA）水平降低，防止活性氧相关的肝损害。地黄水提取液能降低小鼠尿蛋白排泄，

---

[38]李红伟,孟祥乐.地黄化学成分及其药理作用研究进展[J].药物评价研究,2015,38(02):218-228.

[39]刘卫欣,卢兖伟,杜海涛,吴祖泽.地黄及其活性成分药理作用研究进展[J].国际药学研究杂志,2009,36(04):277-280.

[40]曾艳,贾正平,张汝学.地黄化学成分及药理研究进展[J].中成药,2006(04):609-611.

改善肾小球上皮细胞足突融合等病理变化，改善缺血－再灌注诱导的急性肾功能衰竭大鼠肾功能不全。熟地黄麦角甾苷对小鼠肾毒血清肾炎有良好的治疗作用。

（5）抗衰老的作用：地黄可改善D－半乳糖所致的衰老小鼠的学习记忆障碍，提高学习记忆能力，与梓醇能显著降低衰老小鼠大脑乙酰胆碱酯的活性，增加其前脑基底胆碱乙酰转移酶阳性神经元、毒蕈碱乙酰胆碱受体的表达，并且降低衰老小鼠大脑中肿瘤坏死因子－α（TNF－α）、白介素－1β（IL－1β）和晚期糖基化终产物的量，以及抗氧化作用有关。熟地黄水煎剂对雌激素缺乏所致的学习记忆障碍和海马神经元凋亡具有保护作用。

（6）抗抑郁、抗焦虑：地黄醇提取物对抑郁症模型小鼠具有抗抑郁作用，可缓解抑郁小鼠对蔗糖偏好降低的症状，同时恢复血清中异常升高的皮质醇水平，可能通过抑制下丘脑—垂体—肾上腺轴的过度活动来升高中枢神经递质5－羟色胺、去甲肾上腺素，提高脑源性神经营养因子和原肌球蛋白相关激酶B蛋白的表达。

地黄多糖能显著缓解阿尔茨海默病模型小鼠的焦虑情绪，其机制可能与抑制大鼠海马区β－突触核蛋白、过氧化物酶－2、过氧化物酶－6、二甲基精氨酸二甲胺水解酶－1(DDAH－1)和铁硫蛋白的下调有关，通过改善神经元及突触的丢失情况来实现的。

（7）抑制肿瘤细胞：水苏糖是地黄寡糖中含量较多的成分，在体外有抗肿瘤作用。水苏糖可抑制人肝癌HepG－2细胞、人胃癌SGC－7901细胞的生长，促进癌细胞死亡，且其作用与浓度呈正相关，水苏糖联合环磷酰胺治疗H22荷瘤小鼠，小鼠肿瘤质量与水苏糖浓度呈负相关。低分子质量地黄多糖，可通过调控*p53*基因的表达而影响肿瘤细胞的增殖、分化和凋亡。

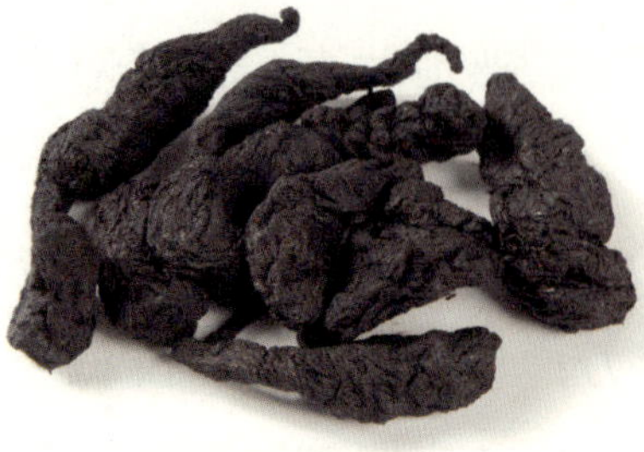

熟地黄

（8）对血液系统的作用：地黄多糖（RPS）对环磷酰胺作用后小鼠骨髓粒系祖细胞有促进其恢复作用，对放射损伤有一定的保护和促进恢复作用，地黄多糖可作用于大鼠骨髓造血系统，促进造血、改善贫血；地黄苷 A 能明显改善环磷酰胺致小鼠白细胞减少症，升高实验小鼠白细胞；生地黄能缩短小鼠出血时间和凝血时间，具有一定止血作用。

（9）提高免疫：地黄多糖上调小鼠骨髓来源的树突状细胞 CD40、CD80、CD83、CD86 和 MHCII 分子的表达，下调由于白介素 -12（IL-12）和肿瘤坏死因子 - α（TNF- α）生成诱导的胞饮作用和吞噬作用，有效地促进树突状细胞的成熟，增强宿主免疫。地黄多糖显著刺激淋巴细胞增殖和 T 细胞的生长，上调 T 淋巴细胞中白介素 -2（IL-2）和 γ 干扰素（IFN- γ）的生成，具有免疫增强活性。

（10）抗骨质疏松：梓醇可以提高成骨细胞株 MC3T3-E1 的增殖和分化能力，毛蕊花糖苷可明显抑制破骨细胞的分化和形成，减少骨质流失，二者可能是地黄治疗骨质疏松作用的活性成分。

（11）抗电离辐射：地黄中所含梓醇，可显著抑制电离辐射诱导的细胞凋亡，增加细胞活力。增加体内血浆中内源性抗氧化剂和外周血白细胞与血小板，放射保护作用可能与减少活性氧有关。

【按语】

地黄，为我国四大怀药之一，具有悠久的药用历史和显著的滋补作用，始载于《神农本草经》，并列为上品。在《神农本草经》中只有干、生地黄之分，即现今所谓“生地黄”与“鲜地黄”，而未言及熟地黄。汉代张仲景《金匮要略》中有蒸制地黄的应用，如“蒸之如斗米饭久”，说明熟地黄的出现应不晚于汉代。在唐以前，干地黄即晒干的生地黄，唐代孙思邈《千金翼方·卷十五·补益》种造药第六中记载了“造生干地黄法”与“造熟干地黄法”，表明在唐代，熟地黄、生地黄的炮制工艺已基本成熟。

地黄为至阴之药，大补肾精而益血，唐代陈藏器曰：“干地黄……蒸干即温补；生干即平宣。”金元时期的张元素曰：“地黄生则大寒而凉血，血热者须用之；熟则微温而补肾，血衰者须用之。又脐下痛属肾经，非熟地黄不能除，乃通肾之药也。”生地黄经过蒸制，性由寒转温，益肾填精养血之效更增。地黄益精髓而疗五劳七伤，阴足则肌肉自长；肝主藏血而主筋，地黄养血补肝则荣血和调，荣血和调则“折跌绝筋”“伤中”“血痹”“寒热积聚”自去；“通血脉，益气力，利耳目”，“久服轻身不老”，皆为养血填髓补五脏之功。

生地黄，性寒味甘苦，“女子伤中，胞漏，下血，溺血”“衄鼻，吐血”者，为阴虚火炽血热之象，地黄甘寒，益阴凉血，则血自止；苦能通滞，故能“破恶血”“通血脉”，去“堕坠，踠折，瘀血，留血”。此外，生地黄能泻脾胃中湿热，湿热去而脾胃安，则宿食自去。生、熟地黄均能生精填髓，根据寒热不同辨证使用，古代抗衰老方中往往生、熟同用，配伍也具有一致性，共奏气血同补、滋阴补血、养血活血、填精生髓之功。

孙思邈非常推崇地黄的益寿抗衰之功，其所载“服地黄方”，“使人老者还少，强力无病延年”与“地黄酒酥”，“令人发白更黑，齿落更生，髓脑满实，还年却老”。现代药理研究也证实，地黄具有显著的保护脏器、抗衰老、调节糖脂代谢、增强免疫等作用。临床上地黄也广泛应用于治疗各种心脑血管疾病、神经退行性疾病、代谢综合征等老年病。

枸杞子

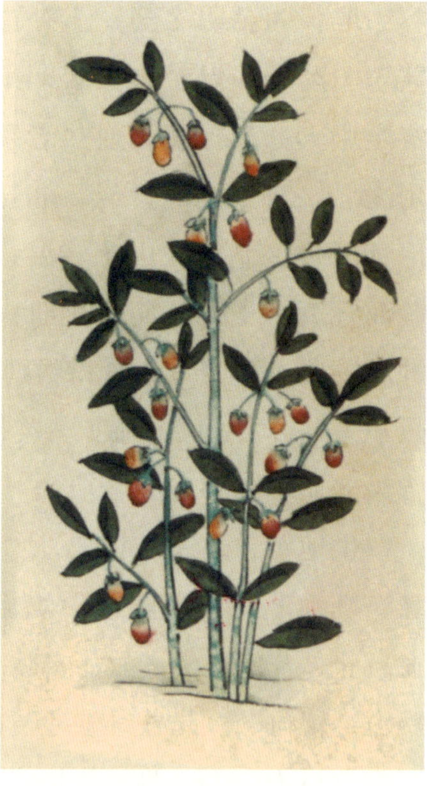
枸杞

枸杞为茄科植物枸杞的成熟果实，主产于宁夏、甘肃、新疆等地，夏秋二季果实呈橙红色时采收，晒至外皮干硬，果肉柔软，生用。宁夏枸杞又名中宁枸杞、西枸杞，为道地药材，药用价值最高。

【性味】甘，平。

【归经】归肝、肾、肺经。

【文献记载】《神农本草经》：“枸杞子，味苦，寒，主五内邪气，热中消渴，周痹。久服，坚筋骨、轻身、不老。”南朝陶弘景《本草经集注》：“味苦，寒，根大寒，子微寒，无毒……风湿，下胸胁气，客热，头痛，补内伤，大劳、嘘吸，坚筋骨，强阴，利大小肠。久服坚筋骨，轻身，耐老，耐寒暑。世谚云：去家千里，勿食枸杞，此言其补益精气，强盛阴道也。”唐代甄权《药性论》：“补益精，诸不足，易颜色，变白，明目，安神，令人长寿。”明代李时珍《本草纲目》：“根乃地骨，甘淡而寒……子则甘平而润，性滋而补，补肾润肺，生精益气。”明代缪希雍《神农本草经疏》：“枸杞子，味甘平，其气微寒，润而滋补，兼能退热，而专于补肾润肺，生津益气，为肝肾真阴不足，劳乏内热补益之要药……生精益气，除阴虚内热，明目者，盖热退则阴生，阴生则精血自长。肝开窍于目，黑水神光属肾。二脏之阴气增益，则目自明矣。主风湿，下胸胁气，客热头痛。当指叶与地骨皮而言，以其寒能除热故，久服坚筋骨，轻身不老，耐寒暑者，方是子之功。”明代张介宾指出：“此物微助阳而无动性，故用之助熟地最妙。其功则明耳目，壮神魂，添精固髓，健骨强筋，善补劳伤，尤止消渴，真阴虚而脐腹疼痛不止者，多用神效。”（《景岳全书》）

【现代研究】

1. 化学成分[41, 42]：枸杞子含有糖类、生物碱类、氨基酸、维生素、微量元素等化学成分。其中枸杞总糖含量为39.5%~46.5%，其糖类成分主要包括单糖、二糖、多糖及纤维素、半纤维素、果胶等。水溶性的枸杞多糖，具有多种生物活性功能和药理作用，其含量在5.42%~8.23%。黄酮类化合物为枸杞子中分布最为广泛的一类化合物，如芦丁、刺槐素、芹黄素、槲皮素及山奈酚等。枸杞子中含有牛磺酸等19种氨基酸，是目前唯一报道含有牛磺酸的植物体。枸杞子中含维生素C、维生素D、维生素E、烟酸烟酰胺、硫胺素、核黄素等多种维生素。此外枸杞子还含有锌、

[41]陈绥清.枸杞成分的研究[J].中国药科大学学报,2001,21(1):53.

[42]周晶,李光华.枸杞的化学成分与药理作用研究综述[J].辽宁中医药大学学报,2009,11(06):93-95.

铁、锗、铜、镁、锰等微量元素，以及饱和脂肪酸、不饱和脂肪酸、亚麻酸、亚油酸、蜂花酸、超氧化物歧化酶、胆醇、谷醇、豆醇、菜油醇、24-乙叉基胆-7-烯醇，和草酸钙、硝酸盐两种无机盐类等物质。

2. 药理研究[43, 44, 45, 46, 47]：

（1）抗衰老的作用：枸杞可使血液中反映机体机能状态的客观指标年轻化，老年志愿者服用枸杞后，血中环磷酸腺苷（cAMP）显著增高，环磷酸鸟苷（cGMP）下降，睾酮水平显著增高。枸杞多糖能显著提高小鼠和果蝇的平均寿命，提高自然衰老小鼠的学习记忆能力，增加血清中超氧化物歧化酶活性，降低丙二醛水平，上调脑组织中 α7 烟碱型乙酰胆碱受体（α7nAChR）表达。枸杞子水提取物对辐射所致的 DNA 损伤具有良好的修复作用，能明显维持遗传物质的稳定性，这对延缓细胞衰老起到积极作用。

（2）增强免疫：枸杞多糖能显著提高小鼠吞噬细胞的吞噬功能、血清溶菌酶活力和抗体效价。恶性肿瘤放疗患者口服枸杞，能显著提高其淋巴细胞转化率和巨噬细胞吞噬率，显著升高白细胞。枸杞子还有诱生 γ 干扰素的作用。老年人服用枸杞制剂后，其淋巴细胞应答能力增强 3.28 倍，IgA、IgG、IgM 等抗体水平亦

[43]侯学谦,祝婉芳,曲玮,冯锋.枸杞化学成分及药理活性研究进展[J].海峡药学,2016,28(08):1-7.

[44]邹俊华,梁红业,闵凌峰,等.枸杞子的抗衰老功效及增强DNA修复能力的作用[J].中国临床康复,2005,9(11):132-133.

[45]刘丹,白雪,等.枸杞子治疗男性不育症的作用机制研究进展[J].环球中医药,2021,14(6):1166-1169.

[46]李晶,魏健.刺五加、枸杞子配伍对糖尿病模型小鼠降血糖作用的研究[J].2017,38(9):179-181.

[47]曹秀朋,陈霞,等.枸杞子提取物对光诱导视网膜损伤的保护作用[J].眼科新进展,2020,40(6):510-514.

均升高。

（3）抗肿瘤：枸杞子具有明显的抗诱变作用，既可预防、减少体细胞的癌变，又可保证人类生殖细胞和胚胎细胞的正常生长，减少遗传病、畸形的发生。枸杞多糖能抑制 S_{180} 荷瘤小鼠肿瘤的生长，提高其胸腺指数与巨噬细胞吞噬率，增强免疫力。

（4）改善生殖功能：枸杞子中的枸杞多糖、枸杞多酚类化合物及微量元素等活性成分均可改善男性生殖能力，其作用机制主要为抗氧化应激及清除自由基、抑制生精细胞凋亡、增强细胞免疫、调节性激素平衡等。

（5）调节糖脂代谢：枸杞多糖可降低四氧嘧啶诱导糖尿病小鼠血糖，并对Ⅱ型糖尿病模型大鼠肾脏具有保护作用。枸杞多糖可降低高脂饲料诱导高血脂模型小鼠的甘油三酯（TG）与总胆固

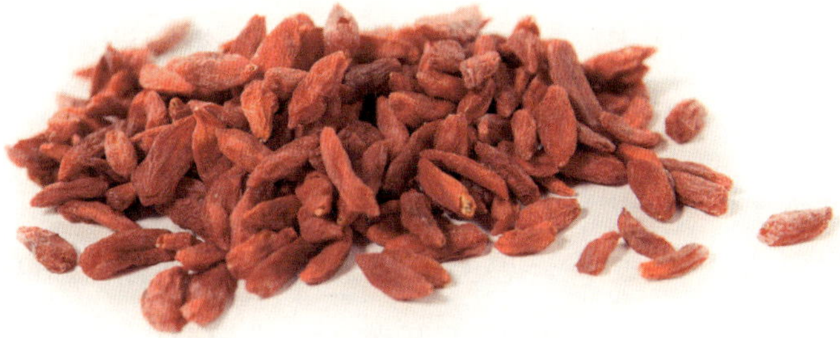

枸杞子

醇（TC）水平，并升高保护性脂蛋白高密度脂蛋白（HDL–C）的水平。

（6）保肝作用：枸杞多糖对实验性肝损伤有保护作用，可降低四氯化碳所致的肝损伤小鼠丙氨酸氨基转移酶（ALT）水平，使老龄小鼠的肝细胞脂质过氧化作用降低。其机制可能是通过阻止内质网的损伤，促进蛋白质合成及解毒作用，恢复肝细胞的功能，

并促进肝细胞再生。枸杞多糖可改善大鼠酒精性肝病模型线粒体的形态、减轻肝细胞的脂肪变性和炎症坏死程度。枸杞子具有明显抑制乙醇所致的家兔 ALT 升高的作用，对大剂量饮酒造成的肝损伤具有保护作用。

（7）保护视网膜：枸杞子提取物能有效抑制光诱导损伤所致人视网膜色素上皮（ARPE-19）细胞活力降低，减少细胞内活性氧（ROS）含量，提高小鼠视网膜及血清的抗氧化能力，从而保护视网膜免受光诱导损伤。

【按语】

枸杞一身都是宝，枸杞子甘平，为滋补肝肾、润肺生精益气之要药，其根为地骨皮、叶为枸杞叶，性味苦寒而能退虚热。据《外台秘要》中记载的“补益延年方，春夏采苗叶，如常食法，秋冬采子根，以九月采子暴干，十月采根取皮作散，常服延年”，即取一年四季枸杞茎、叶、子、根同时入药，清补同调，常服久服可百病不生，益寿延年。

枸杞是一味药食两用的养生佳品，常用于药膳与养生饮品的制作，早在宋代《太平圣惠方》中就有“枸杞粥”的记载，以枸杞子、粳米煮粥食用，用于“五劳七伤”衰弱体质的调养，以补益肝肾，养阴明目。现代药膳中常用于中老年人肝肾不足，腰膝酸软，头晕目眩，久视昏暗，以及老年性糖尿病。唐代孙思邈所创“枸杞煎”，以枸杞子和酒制成膏剂，具有“主补虚羸，久服轻身不老”之效。元代宫廷御医忽思慧将其改称为“金髓煎”，作为宫廷贵族的养生保健食品，称其有“延年益寿，填精补髓，久服发白变黑，返老还童”之功。

后世医家也从临床实践中验证了枸杞子的滋补抗衰之效，如李时珍《本草纲目》收录《保寿堂方》记载：一老人服食枸杞“寿百余，行走如新，发白返黑，齿落更生，阳事强健”。张锡纯自称：其年五旬之后，自觉夜间燥热发渴，临睡时，嚼服枸杞子一两，燥渴缓解，且“晨起后觉心中格外镇静，精神格外充足”（《医学衷中参西录》）。说明枸杞确为滋补良药，而且药性平和而有养阴退热之功。

此外，枸杞能提高生殖功能，被男科广泛应用的“五子衍宗丸”，出自明代《摄生众妙方》，由枸杞子、覆盆子、五味子、菟丝子、车前子组成，具有填精益髓、补肾固精的功效。临床用于肾虚精少、阳痿早泄、遗精、精冷所致的不育症。

人参

人参为五加科植物人参的干燥根，主产于吉林、辽宁、黑龙江。吉林产量最大，质量最好，称吉林参。野生者称“山参”，栽培者称“园参”，鲜参洗净干燥者称“生晒参”，蒸制后干燥者称“红参”，加工断下的细根称“参须”。

【性味】甘、微苦，微温。

【归经】归肺、脾、心经。

【文献记载】《神农本草经》：“人参，味甘，微寒。主补五脏，安精神，定魂魄，止惊悸，除邪气，明目，开心益智。久服，轻身、延年。”南朝陶弘景《本草经集注》：“人参，味甘，微寒、微温，无毒，主补五脏，安精神，定魂魄。止惊悸，除邪气，明目，开心益智，治肠胃中冷，心腹鼓痛，胸胁逆满，霍乱吐逆，调中，止消渴，通血脉，破坚积，令人不忘。久服轻身延年。”明代缪希雍《神农本草经疏》曰：“人参，补五脏阳气之君药，开胃气之神品。”“人参本补五脏真阳之气者也。若夫虚羸尫怯，劳役饥饱所伤，努力失血，以致阳气短乏，陷入阴分，发热倦怠，四肢无力；或中热伤暑，暑伤气，无气以动；或呕吐泄泻，霍乱转筋，胃弱不能食，脾虚不磨食；或真阳衰少，肾气乏绝，阳道不举，完谷不化，下利清水，中风失音，产后气喘，小儿慢惊，吐泻不止，痘后气虚，溃疡长肉等证，投之靡不立效。”

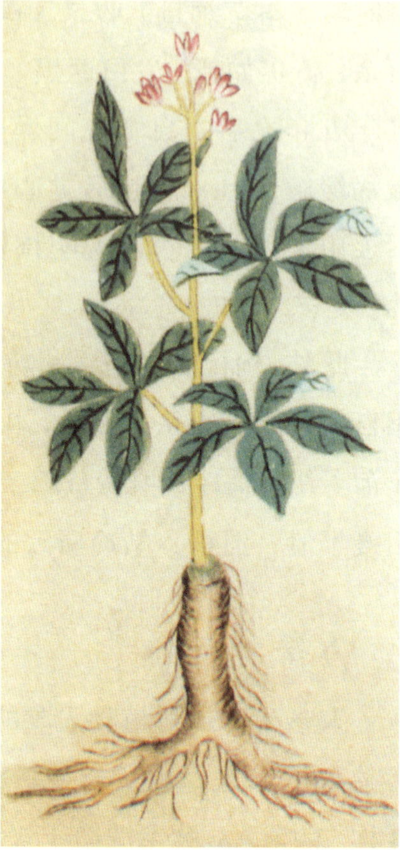

潞州人参

【现代研究】

1. 化学成分[48，49]：人参中有效成分主要为人参皂苷和人参多糖。人参皂苷占3%~6%，分为原人参二醇型：Ra1~Ra3、Rb1~Rb3、Rs1~Rs2、Rg3、Rd、Rh2、Rc等；原人参三醇型：Re、Rf、Rg1、Rg2、Rh1、三七皂苷R1、三七皂苷R4等；齐墩果酸型三类。人参多糖类含量约为5%，主要为人参淀粉和人参果胶，大约80%为人参淀粉，20%为人参果胶，人参果胶由半乳糖醛酸、半乳糖、阿拉伯糖和鼠李糖等组成，是药效活性部分。另外，人参还含有：挥发油、黄酮、蛋白质、氨基酸、维生素、有机酸、微量元素等多种化合物。其中γ-氨基丁酸、三七氨酸、精氨酸

[48]黎阳，张铁军，刘素香，陈常青.人参化学成分和药理研究进展[J].中草药，2009，40(01):164-166.

[49]姚梦杰，吕金朋，张乔，等.人参化学成分及药理作用研究[J].吉林中医药，2017，37(12):1261-1263.

果糖苷、精氨酸双糖苷和人参多肽 GS9 等具有广泛的临床应用。

2. 药理研究[50, 51, 52, 53]：

（1）保护心脏：人参治疗量可增强实验动物心肌收缩力，增加冠脉流量，减慢心率，抑制心肌细胞膜 Na^+-K^+-ATP 酶。人参皂苷 Rb1 能有效抑制急性心肌梗死大鼠的心室重构，保护心功能。人参制剂对垂体后叶激素引起的心肌缺血有改善作用。人参皂苷注射液通过扩张冠脉、抗缺氧对心肌缺血和心肌梗死有保护和改善作用。

（2）抗衰老：人参水提取物可延长果蝇平均寿命，改善氧化应激水平。人参皂苷可延长实验动物寿命，使培养细胞增殖并延长存活时间。人参皂苷可增加神经干细胞中转录因子（*Sox2*）和 *BMI-1* 基因的表达，维持和增强衰老神经干细胞生物学特性。人参皂苷 Rg1 可抑制脑组织细胞进入衰老程序，从而延缓衰老。

（3）提高记忆力、改善认知功能：人参皂苷 Rg1 对老年鼠、卵巢切除鼠、应激鼠、局灶性和全脑缺血－再灌注、东莨菪碱及 β－淀粉样肽等所致的 10 种记忆障碍与认知障碍模型均有促智作用。这些记忆障碍模型原因各不相同，发病机制也不相同，表明 Rg1 可提高神经可塑性，对所有病理模型都能改善其学习和记忆功能。

（4）提高免疫力：人参多糖和皂苷可作用于机体的免疫器官、免疫细胞和免疫分子，提高机体非特异性免疫和特异性免疫功能，

---

[50]张均田.人参研究的最新进展[J].江苏大学学报(医学版),2009,19(03):185-191.

[51]郭秀丽,高淑莲.人参化学成分和药理研究进展[J].中医临床研究,2012,4(14):26-27.

[52]张婉迎,赵文学,尹翌秋,等.人参水提物对果蝇抗衰老的作用机制[J].吉林农业大学学报,2018,40(5):557-562.

[53]佟彤,董文茜,梁晓雨,等.人参多糖免疫调节作用的实验研究[J].北京中医药,2016,35(1):41-45.

还能对抗免疫抑制剂引起的免疫功能低下。

（5）保护肝脏：人参二醇对梗阻性黄疸肝损伤有一定的保护作用。人参皂苷 CK 低剂量对四氯化碳致慢性肝损伤具有一定的保护作用，其作用可能与抗氧化有关。

（6）抗肿瘤：人参多种活性物质具有抗肿瘤作用。人参多糖可激活 T 细胞，抑制癌细胞的生长。人参果胶除可通过提高机体免疫活性外，还可明显抑制肿瘤细胞生长以抗肿瘤。人参皂苷 Rg2 抑制 B_{16} 黑色素瘤的生长，其机制可能是通过抑制肿瘤内血管生成及阻滞肿瘤细胞进入分裂期来发挥作用的。人参皂苷对大肠癌细胞株、肺腺癌细胞系、人喉癌细胞、肝癌细胞等具有明显的抑制作用和凋亡诱导作用。

（7）调节糖脂代谢：人参乙醇提取物对四氧嘧啶引起的实验动物高血糖有降血糖作用，其降糖作用可能与促进脂肪细胞分化，增加胰岛素敏感性和抑制基础脂解有关。人参皂苷 Rc、Rh、Rb2 可通过抑制胰脂肪酶活性起到降脂作用。

（8）改善性功能：人参无性激素样作用，但能促进垂体分泌促性腺激素，加速大鼠的性成熟过程，或使性已成熟的雌性大鼠的动情期延长，摘除卵巢后此作用消失。将不同浓度的人参皂苷 Rb1，体外作用于弱精症患者的精子，观察其对精子运动的影响，结果表明人参皂苷 Rb1 能明显改善小鼠的性能力。

（9）双向调节神经功能：人参对中枢神经系统既有兴奋又有抑制作用，人参皂苷 Rg 类有兴奋作用，Rb 类有抑制作用，还表现为小剂量兴奋，大剂量抑制。对分离得到的大鼠脑神经细胞给予治疗，发现人参皂苷 Rg1 有明显的促增殖效果。

此外，人参还有降压、改善睡眠、抗溃疡、抗炎、抗抑郁、抗应激等作用。

【按语】

人参具有广泛的治疗与养生保健作用，享有“百草之王”的美誉。人参之性《神农本草经》曰其“微寒”，《名医别录》曰其“微温”，微寒微温，既言其微，说明人参之性寒不甚寒，温不甚温，总以其功效而定。

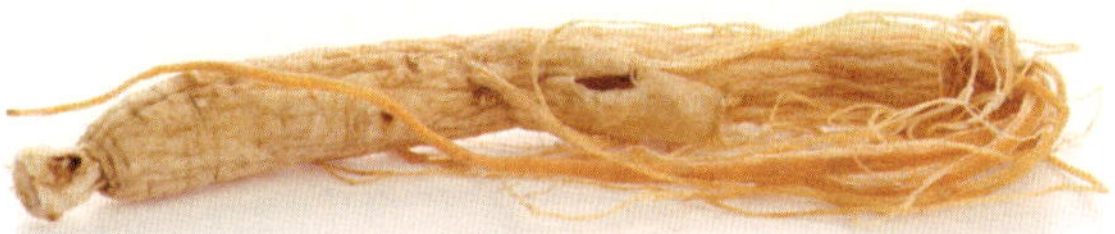

人参

明代缪希雍认为人参为甘温大补元气之品，曰：“人参益真气则五脏皆补矣。安精神，定魂魄，止惊悸，开心益智者，以心藏神，肝藏魂，肺藏魄，肾藏精与志，脾藏意与智故也。心肾虚则精神不安矣。肝肺虚则魂魄不定矣。惊悸者，心脾二经之病也。心脾虚则惊悸，心脾之气强则心窍通利，能思而智益深矣。邪气之所以久留而不去者无他，真气虚则不能敌，故留连而不解也。兹得补而真元充实，则邪自不能容。”（《神农本草经疏》）“肠胃中冷，心腹鼓痛，胸胁逆满，霍乱吐逆，调中，止消渴，通血脉，破坚积”，为真气内虚，气不归元，津液不足之故。人参补助脾胃之元气，则诸症自除。令人不忘者，心主记，脾主思，心脾二脏之精气满，则能虑而不忘矣。五脏元气充实，则轻身延年。

清代陈修园则认为人参为甘寒养阴之品，曰：“人参主补五脏，以五脏属阴也。精神不安、魂魄不定、惊悸不止、目不明、心智不足，皆阴虚为阳亢所扰也。今五脏得甘寒之助，则为定之、安之、止之、明之、开之、益之之效矣。曰邪气者，非指外邪而言，乃阴虚而壮火食气，火即邪气也。今五脏得甘寒之助，则邪气除矣。”（《神农本草经读》）

由此可见，人参兼具气阴双补、补脾益肺、安神益智之效，古代抗衰老方剂中人参常与茯苓、山药、熟地、生地、枸杞、菟丝子、牛膝等诸药配伍，益气养血、气阴双补、脾肾同补、心肾同调。

菟丝子

菟丝子为旋花科植物一年生寄生性蔓草菟丝子的成熟种子，我国大部分地区均有分布，秋季果实成熟时割取地上部分，晒干，打下种子，生用。

【性味】辛、甘，平。

【归经】归肾、肝、脾经。

【文献记载】《神农本草经》：“菟丝子，味辛，平，主续绝伤，补不足，益气力，肥健。汁去面皯，久服，明目、轻身、延年。”《名医别录》：“主养肌，强阴，坚筋骨，主治茎中寒，精自出，溺有余沥，口苦，燥渴，寒血为积。”《神农本草经疏》：“五味之中，惟辛通四气，复兼四味。《经》曰：‘肾苦燥，急食辛以润之’，菟丝子之

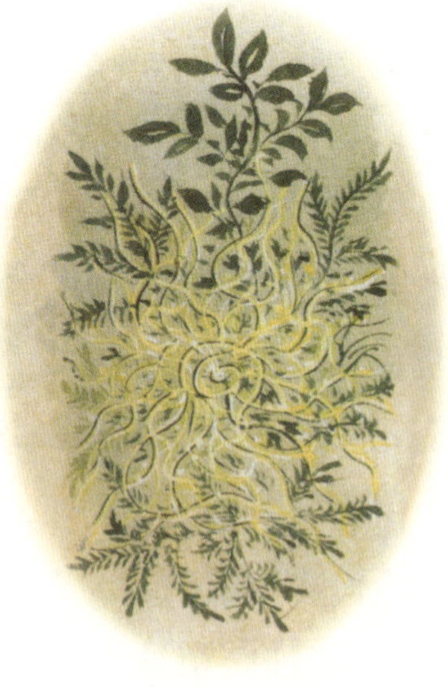

菟丝子

属是也，与辛香燥热之辛，迥乎不同矣，学者不以辞害义可也。为补脾肾肝三经要药，脾统血，合肌肉而主四肢，足阳明、太阴之气盛则力长而肌健，补脾故养肌。益肝肾故强阴、坚筋骨。暖而能补肾中阳气，故主茎中寒，精自出，溺有余沥。口苦燥渴者，脾肾虚而生内热，津液因之不足也。二脏得补则二病自愈。寒血为积者，劳伤则血瘀，阳气乏绝则内寒，血随气行，气弱不能统血以行，久而为积矣。凡劳伤，皆脾肾肝三脏主之。肝脾气王则瘀血自行也。久服明目轻身延年者，目得血而能视，肝开窍于目，瞳子神光属肾，肝肾实则目自明，脏实精满则身自轻，延年可必矣。”清代《本经逢原》：“菟丝子，去风明目，肝肾气分药也。其性味辛温，质黏，与杜仲之壮筋暖腰膝无异。其功专于益精髓坚筋骨，止遗泄，主茎寒精出，溺有余沥，去膝胫酸软，老人肝肾气虚腰痛膝冷，合补骨脂、杜仲用之，诸经膜皆属于肝也。气虚瞳子无神者，以麦门冬佐之，蜜丸服效。凡阳强不痿，大便燥结，小水赤涩者勿用。以其性偏助阳也。”

【现代研究】

1. 化学成分[54, 55]：菟丝子中的化学成分主要包括黄酮类、多糖类、生物碱类、酚酸类、木质素类、甾体类、挥发性成分等物质。其主要活性成分为黄酮类化合物，约占总质量的3.0%。已从菟丝子和南方菟丝子的甲醇、乙醇、氯仿等提取物中分离并鉴定出41种黄酮类，其中菟丝子中含有25种黄酮类，南方菟丝子中含有29

[54]王尧尧，王蕾，等.菟丝子药材化学成分研究进展[J].山东中医药大学学报，2020，44(6)：705-711.

[55]郭澄，王雅君，张剑萍.菟丝子的化学成分和药理活性研究[J].时珍国医国药，2005(10)：1035-1036.

种黄酮类。此外，菟丝子中还含有16种氨基酸，大量的糖苷及钙、铁、镁、铜、锰、锌等微量元素。

2. 药理研究[56, 57, 58]：

（1）保护心血管：菟丝子总黄酮通过多靶点、多途径，改善心血管血流动力学、药效学，可以增加冠状动脉血流量，使心肌供血量增加，降低心肌耗氧，对心肌缺血具有明显的预防和治疗作用。此外，菟丝子总黄酮还具有降低血压和抗动脉粥样硬化等作用。

（2）抗衰老：菟丝子可通过延长细胞生存期，调节机体免疫功能，改善机体代谢，改善内脏机能，以及提高机体应激能力而实现抗衰延寿作用。菟丝子多酚低中剂量对衰老促进剂D－半乳糖有拮抗作用，通过提高体内抗氧化酶活性，抑制脂质过氧化发生，增强体内自身抗氧化能力，对延缓衰老能起到一定的积极作用。

（3）促进生殖：菟丝子具有性激素样作用。菟丝子总黄酮促进生殖的功能，主要通过促进下丘脑—垂体—性腺轴功能，提高垂体对促性腺激素释放激素的反应性，促进卵泡发育，提高应激大鼠雌二醇、黄体酮的水平，同时也能提高垂体促黄体生成素及下丘脑β－内啡肽的水平。菟丝子总黄酮能够逆转肾虚排卵障碍，改善子宫及卵巢指数，增加次级卵泡的数量，促进卵泡发育，从而促进排卵，对排卵障碍具有显著的改善作用。菟丝子对精子活动具有明显的促进作用，可以明显提高精子的运动速度，活力指数及毛细血管穿透值，而对精子的膜功能无明显不良影响。

[56]夏卉芳,李啸红.菟丝子的药理研究进展[J].现代医药卫生,2012,28(03):402-403.

[57]林玉榕,郑丽燕.中药菟丝子药理研究[J].生物技术世界,2014(02):84.

[58]李建平,王静,张跃文,胡淑平,王琳琳.菟丝子的研究进展[J].中国医药导报,2009,6(23):5-6.

（4）增强免疫反应：菟丝子作为一种免疫增强剂，能够参与体内多种免疫调节。菟丝子可以增加小鼠脾和胸腺重量，以及小鼠巨噬细胞吞噬功能和T淋巴细胞增殖反应，但是对B淋巴细胞增殖反应作用不明显，此外菟丝子还能够诱导IL-1、IL-2、IL-3的释放。菟丝子提取物通过提高集落刺激因子（CSF）水平，刺激和调控造血祖细胞及淋巴细胞的增殖、分化、成熟，从而刺激产生多种淋巴因子，增强免疫反应。

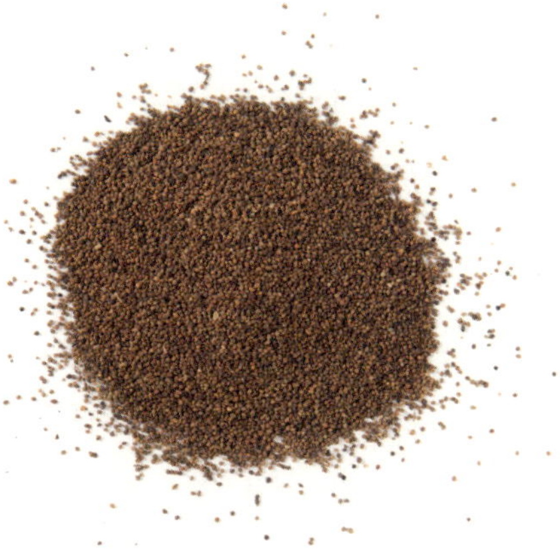

菟丝子

（5）调节糖脂代谢：菟丝子能改善糖尿病大鼠的糖脂代谢紊乱。菟丝子多糖干预糖尿病大鼠模型能显著降低血糖、胆固醇和甘油三酯水平，并增加体重与肝糖原含量。菟丝子黄酮通过提高内源性雌激素水平，能明显降低去势雌性大鼠甘油三酯水平。

（6）抗骨质疏松：菟丝子总黄酮促进成骨细胞的增殖、分化、成熟，降低破骨细胞生存率并诱导破骨细胞凋亡。通过Ⅰ型胶原酶的分泌影响骨的代谢，调整骨形成和骨吸收的平衡。菟丝子黄酮能够显著抑制去卵巢大鼠的骨钙、磷的流失，增强骨密度，对去卵巢造成的骨质疏松有明显的防治作用。

（7）保护肝脏：菟丝子能改善由二甲基亚硝胺所致的急性肝纤维损伤，抑制羟基脯氨酸和增殖细胞核抗原的形成而具保肝作用。菟丝子还能抑制由对乙酰氨基酚所致的肝毒性，这可能与介导抗氧化剂的活性有关。

（8）防治白内障：菟丝子对晶状体氧化还原物及糖类含量的异常变化具有纠正作用，能治疗大鼠半乳糖性白内障，延缓其进展。

【按语】

菟丝子，《神农本草经》列为上品。菟丝子甘、辛，微温，柔润平和，不温不燥，补而不滞，既可滋补肝肾之阴，又可温补肾阳，为平补肾、肝、脾之良药。还可续筋脉、固精止遗。用于阳痿遗精，精冷不育，尿有余沥，遗尿尿频，腰膝酸软，目昏耳鸣，肾虚胎漏，胎动不安，脾肾虚泻。

《名医别录》载："主茎中寒，精自出，溺有余沥。"临床常用于治疗肾阴阳两虚所致的慢性前列腺炎、前列腺增生、附睾炎、精囊腺炎等男性泌尿生殖系统疾病；阳痿、早泄、少精、弱精等男性性功能减退症、不育症；多囊卵巢、功能性子宫出血、卵巢早衰等女性不孕症等，是治疗男女不孕不育症与慢性前列腺疾病的常用药物。古代抗衰老方剂中，常与肉苁蓉、巴戟天、杜仲、牛膝、熟地、枸杞、山药、五味子等药相配伍，增强温补肾阳、补肾填精、滋肾涩精之功。

此外，菟丝子配伍枸杞子，常用于治疗肝肾阴虚、精血不足证的目暗不明，防治白内障，对抗早期玻璃体混浊。菟丝子配伍杜仲、续断，治疗老年腰膝酸软。菟丝子有改善低雌激素水平下的糖脂代谢作用，其有望成为治疗女性绝经期后肥胖的候选药物。菟丝子性味平和，安全无毒，善治老年常见病，可作为老年人补益之品，久服常服，增强免疫力，延缓衰老。

肉苁蓉

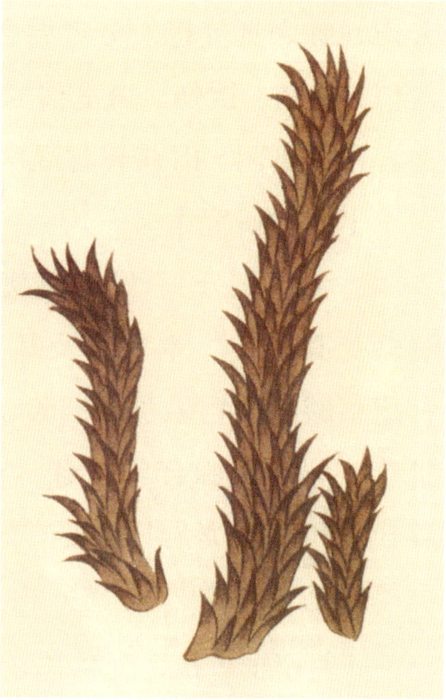

肉苁蓉

肉苁蓉，又名大芸、金笋，为列当科植物肉苁蓉或管花肉苁蓉的带鳞叶肉质茎。主要产于内蒙古、新疆、甘肃、青海等地，有“沙漠人参”的美誉。春季苗未出土或刚出土时采挖，除去花序，切片生用，或酒制用。

【性味】甘、咸，温。

【归经】归肾、大肠经。

【文献记载】《神农本草经》：“肉苁蓉，味甘，微温。主五劳七伤，补中，除茎中寒热痛，养五脏，强阴，益精气，多子，妇人癥瘕。久服，轻身。”《名医别录》：“味酸、咸，无毒，除膀胱邪气、腰痛，止痢。”《日华子本草》：“治男绝阳不兴，女绝阴不产，润五脏，长肌肉，暖腰膝，男子泄精，尿血，遗沥，带下，阴痛。”《神农本草经疏》：“滋肾补精血之要药，甘能除热补中，酸能入肝，咸能滋肾。肾肝为阴，阴气滋长则五脏之劳热自退，阴茎中寒热痛自愈。肾肝足则精血日盛，精血盛则多子。妇人癥瘕，病在血分。血盛则行，行则癥瘕自消矣。膀胱虚则邪客之，得补则邪气自散，腰痛自止。”清代《神农本草经读》：“凡五劳七伤，久而不愈，未有不伤其阴者。苁蓉补五脏之精，精足则阴足矣。茎中者，精之道路，精虚则寒热而痛，精足则痛已矣。精生于五脏，而藏之于肾，精足则阳举，精坚令人多子矣。妇人癥瘕，皆由血瘀，精足则气充，气充则瘀行也。”清代《本草经解》：“五劳者，劳伤五脏之真气也。劳者温之，苁蓉气温，所以治劳也。七伤者，食伤、忧伤、饮伤、房室伤、饥伤、劳伤、经络营卫气伤之七伤也，七者皆伤真阴。肉苁蓉甘温滑润，能滋元阴之不足，所以主之也。”

【现代研究】

1. 化学成分[59, 60]：肉苁蓉主要化学成分有苯乙醇苷类、环烯醚萜及其苷类、木质素及其苷类、糖类、氨基酸等。肉苁蓉还含有甜菜碱等生物碱类，烟酸、琥珀酸和阿魏酸等有机酸类，鸟苷、肌苷、尿苷和腺苷等核苷，苯丙氨酸等氨基酸成分。肉苁蓉苯乙醇苷类和多糖类为其主要有效成分。

2. 药理研究[61, 62, 63, 64]：

（1）抗衰老、抗氧化：肉苁蓉提取物可逆转衰老小鼠模型与年龄有关的免疫衰老，并延长其寿命。管花肉苁蓉多糖、肉苁蓉总苷、肉苁蓉苯乙醇苷类均具有很好的抗氧化活性，从而起到抗衰老的作用。

---

[59]随家宁,李芳婵,等.肉苁蓉化学成分、药理作用研究进展及其质量标志物预测分析[J].辽宁中医药大学学报.2021,23(1):191-195.

[60]刘晓明,姜勇,孙永强,徐新文,屠鹏飞.肉苁蓉化学成分研究[J].中国药学杂志,2011,46(14):1053-1058.

[61]李媛,宋媛媛,张洪泉.肉苁蓉的化学成分及药理作用研究进展[J].中国野生植物资源,2010,29(01):7-11.

[62]薛德钧,章明,吴小红,陈晓东,詹永成.肉苁蓉抗衰老活性成分的研究[J].中国中药杂志,1995(11):687-689+704.

[63]曾群力,郑一凡,吕志良.肉苁蓉多糖的免疫活性作用及机制[J].浙江大学学报(医学版),2002(04):60-63.

[64]栾朝霞.肉苁蓉总多酚纯化工艺及其抗运动性疲劳作用研究[J].食品工业科技,2020,41(15):59-64.

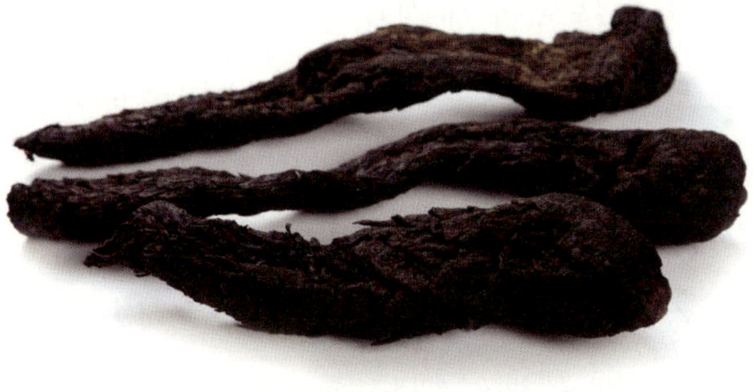

肉苁蓉

（2）增强性功能：肉苁蓉有雌、雄性激素样作用。肉苁蓉苷能明显增加小鼠交配和射精等性行为的频率；肉苁蓉能促进垂体功能，促进卵巢孕激素分泌，增强下丘脑—垂体—卵巢轴的促黄体功能，提高垂体对黄体生成素释放激素的反应和卵巢对黄体生成素的反应。

（3）抗疲劳：肉苁蓉多酚纯化产物可显著延长小鼠游泳时间，明显增加体内肝糖原、肌糖原的含量，提高乳酸脱氢酶活力，并有效抑制乳酸生成的水平，加强机体耐力，较好地缓解机体疲劳。肉苁蓉多糖对 D- 半乳糖致衰老小鼠具有明显抗疲劳作用，其机制可能与降低血清尿素氮（BUN）、运动后血乳酸（LAC）水平，增加肝糖原、肌糖原含量，增强抗自由基损伤能力有关。

（4）增强记忆力：肉苁蓉总苷对血管性痴呆大鼠的学习记忆障碍有预防和治疗作用，肉苁蓉总苷为其抗痴呆的有效成分。

（5）增强免疫力：肉苁蓉多糖在肉苁蓉的强壮和补益效用中可能发挥着主要作用。肉苁蓉多糖具有单独和协同促进小鼠胸腺淋巴细胞增殖，增强小鼠脾淋巴细胞分泌 IL-2 的能力，提高小鼠脾指数、血清溶血素值及 E- 玫瑰花结形成率，促进小鼠腹腔内吞噬细胞的吞噬能力。另外，管花肉苁蓉麦角甾苷可以促进淋巴细胞增殖，提高机体非特异性细胞免疫和免疫调节功能，通过促进T淋巴细胞产生IL-2，增强老年小鼠免疫功能而达到延缓免疫老化的作用。

（6）保护神经元：动物实验中肉苁蓉苯乙醇苷可以明显减轻小鼠脑部海马神经元的损伤，改善小鼠的学习与记忆能力。肉苁蓉管花苷B可以有效抑制神经细胞凋亡的发生，从而保护神经元。

（7）保护肝脏：肉苁蓉多糖可以降低丙二醛（MDA）、甘油三酯含量，调节相关酶的活性，从而起到对酒精性肝损伤的保护作用。肉苁蓉松果菊苷对四氯化碳所致的大鼠急性肝损伤具有明显保护作用，可显著降低血谷丙转氨酶（ALT）、谷草转氨酶（AST）水平，改善肝损伤程度。

（8）缓和通便：肉苁蓉的水煎剂具有明显的通便作用，可改善肠蠕动，抑制大肠对水分的吸收，缩短排便时间。对老年习惯性便秘、体虚便秘和产妇产后便秘疗效显著。其润肠通便的药效物质为总寡糖和半乳糖醇。

现代药理研究表明，肉苁蓉提取物中的活性成分还具有镇痛、镇静、消炎、促进创伤愈合、保护心脏、抗肿瘤的作用。

【按语】

肉苁蓉养命门（“命门”为中医术语，代指蕴含先天之气的肾脏），滋肾气，补精血，为平补之剂。其温而不热，补而不峻，暖而不燥，滑而不泄，故有“从容”之名。用于治疗肾阳不足、精血亏虚所致的阳痿不孕、腰膝酸软、畏寒肢冷、筋骨无力、小便淋痛、肠燥便秘、妇科肿瘤等病症。

肉苁蓉具有兴奋垂体、肾上腺皮质，发挥雌雄激素及类似肾上腺皮质激素样作用。肉苁蓉“除茎中寒热痛”，用于改善前列腺肥大、小便频数、小便淋痛等症状；“治男绝阳不兴，女绝阴不产”，具有和缓地增强性功能作用，用于治疗阳痿不孕、中老年人肾阳虚引起的性功能减退；具有温和通便作用，对于老年人肠功能减退、大便不成形、解而不畅的精血亏虚型便秘，可增加肠道蠕动，恢复肠功能。肉苁蓉温补肾阳，老年肾阳虚、肾中无火之便溏者，亦可用之。补益精血，温通经脉，则癥瘕自除，可用于“妇人癥瘕”，即妇科良性肿瘤的治疗。对于长期服用皮质激素治疗的免疫性疾患，加用肉苁蓉可以调节肾上腺皮质功能，减少皮质激素药量，稳定病情。

肉苁蓉是温补肾阳药中最为滋润温和之品，是一味传统的延年益寿药。朱丹溪赞其“煮粥弥佳，入药尤效”，药食同用，非常适合药膳食疗。常与牛肉、羊肉、鸡肉等同用，制作药膳。中老年人常食，可增强体质，提高体内激素水平，延年益寿。

古代抗衰老方中，肉苁蓉常与菟丝子、巴戟天、杜仲配伍，肾阴阳同补；与熟地黄、枸杞子配伍，精血同源，精血同补；与五味子配伍，增强补肾涩精之功。

山药

山药，又名薯蓣，为薯蓣科植物薯蓣的根茎。主产于河南、湖南、江南等地，产于河南怀庆府（今河南焦作所辖区域）者，称“怀山药”，品质最佳。霜降后采挖，刮去粗皮，晒干或烘干，为“毛山药”，或再加工为“光山药”，生用或麸炒用。

【性味】甘，平。

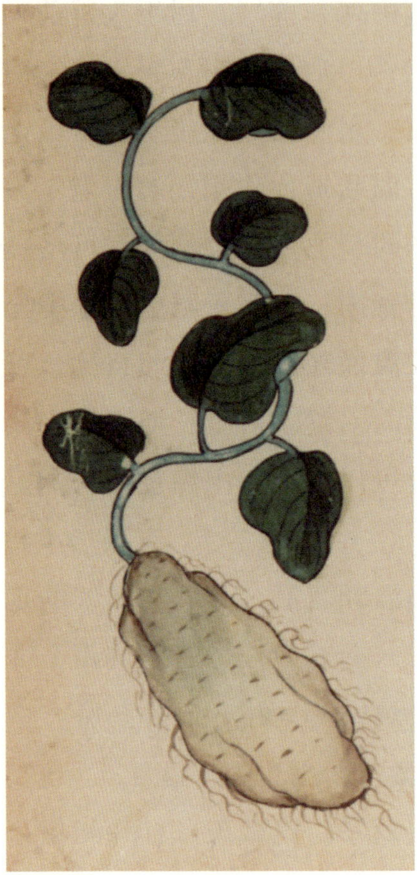

山药

【归经】归脾、肺、肾经。

【文献记载】《神农本草经》："薯蓣，味甘，温。主伤中，补虚羸，除寒热邪气，补中，益气力，长肌肉，久服，耳目聪明，轻身、不饥、延年。"《日华子本草》："助五脏，强筋骨，长志，安神，主泄精，健忘。"明代《本草蒙筌》："治诸虚百损，疗五劳七伤，益气力，润泽皮肤，长肌肉，坚强筋骨，除寒热邪气，烦热兼除；却头面游风，风眩总却，羸瘦堪补，肿硬能消，开心孔聪明，涩精管泄滑。"清代陈修园《神农本草经读》曰："山药气平入肺，味甘无毒入脾。脾为中州而统血，血者阴也，中之守也；唯能益血，故主伤中。伤中愈，则肌肉丰，故补虚羸。肺主气，气虚则寒邪生；脾统血，血虚则热邪生；血气充而寒热邪气除矣。脾主四肢，脾血足则四肢健；肺主气，肺气充则气力倍也。且此物生捣，最多津液而稠黏，又能补肾而填精，精足则强阴。目明、耳聪、不饥，是脾血之旺；轻身是肺气之充；延年是夸其补益之效也。"

【现代研究】

1. 化学成分[65, 66]：山药含有丰富的多糖、蛋白质、氨基酸、多种微量元素、尿囊素、胆碱、甾醇等多种营养成分及功能因子。山药多糖是山药的主要活性成分，有甘露糖、半乳糖、糖蛋白，相对分子质量从数千到数百万不等。怀山药中蛋白质含量约占干山药的 17.5%，含有 17 种以上氨基酸，包括了人体必需的全部氨基酸，水解前的游离氨基酸以丝氨酸、精氨酸、酪氨酸为主，水解后以谷氨酸、精氨酸、天冬氨酸含量最高。山药中含有磷、钠、镁、钙、铁、锌、铜等丰富的微量元素，还富含具有镇静、麻醉、促进细胞生长等作用的尿囊素。

2. 药理研究[67, 68, 69]：

（1）抗衰老及抗氧化：山药多糖能显著提高果蝇的性活力和飞翔能力，延长果蝇的平均寿命和最高寿命。山药能提高雄性小鼠的交配能力，增强小鼠单核巨噬细胞系统的吞噬功能。山药多糖具有显著抗氧化活性，可明显增强衰老小鼠体内的过氧化氢酶、超氧化物歧化酶、谷胱甘肽过氧化物酶活性，降低单胺氧化酶活性和过氧化脂质含量。

（2）调节糖脂代谢：山药可明显降低小鼠的血糖和血脂水平，

---

[65]邵礼梅，许世伟.山药化学成分及现代药理研究进展[J].中医药学报，2017，45(02)：125–127.

[66]袁书林.山药的化学成分和生物活性作用研究进展[J].食品研究与开发，2008(03)：176–179.

[67]孙晓生，谢波.山药药理作用的研究进展[J].中药新药与临床药理，2011，22(03)：353–355.

[68]赵彦青，王爱凤.山药的药理研究进展[J].中医研究，2000(05)：49–51.

[69]许远征，庞红利，李洪影，范军朝.山药多糖对肿瘤小鼠的抗肿瘤作用和免疫调节作用的研究[J].医药论坛杂志，2020，41(9)：8–10.

升高肝糖原和肌糖原的含量。山药多糖可提高大鼠血液中的己糖激酶、琥珀酸脱氢酶及苹果酸脱氢酶等糖代谢关键酶的活性来促进血糖代谢，从而实现降血糖作用。其机制可能与增加胰岛素分泌、改善胰岛细胞功能和清除多余的自由基有关。山药提纯淀粉喂食动脉粥样硬化的小鼠，显示山药能降低其血清脂质浓度及其主动脉和心脏的糖浓度。

（3）改善脾胃功能：山药水煎液可有效缓解小鼠的脾虚症状，其机制与促进单胺递质合成有关。

（4）保护肝肾：山药多糖可以降低肝损伤小鼠血清中谷丙转氨酶（ALT）、谷草转氨酶（AST）和丙二醛（MDA）的含量，并抑制脂质过氧化物的生成，对由肝损伤引起的氧化损伤有保护作用。山药可使肾功能不全实验动物的细胞凋亡水平下降，尿素氮、肌酐及丙二醛含量下降，促进肾小管细胞的再生修复和重建，从而保护肾功能。

（5）增强免疫：山药多糖具有良好的免疫调节作用，可延长免疫机能低下小鼠的耐缺氧时间，提高脾脏指数、胸腺指数，改

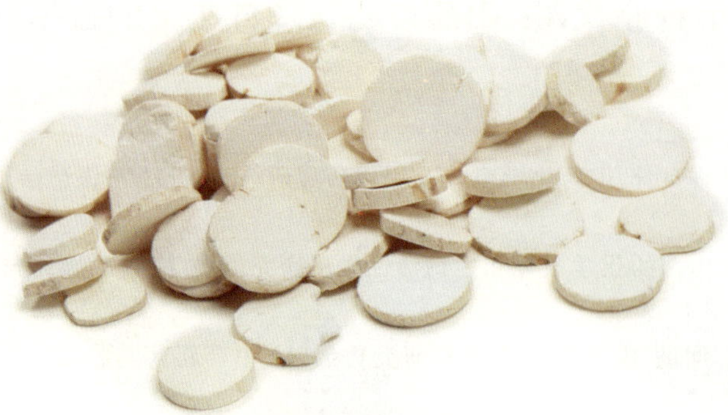

山药饮片

善脾脏、胸腺的组织结构，明显提高正常小鼠腹腔巨噬细胞吞噬功能和淋巴细胞转化水平，以及外周血 T 淋巴细胞百分比，还能恢复免疫低下小鼠的免疫功能。

（6）抗肿瘤：山药多糖可有效提高 T 淋巴细胞增殖能力与 NK 细胞活性，改善机体免疫细胞调节功能，对 Lewis 肺癌、黑色素瘤、肝癌、结肠癌均有一定的抑制作用。

此外，山药中的尿囊素具有抗刺激、麻醉镇痛、消炎抑菌、修复上皮组织等作用，常用于治疗手足皴裂、鱼鳞病及多种角化性皮肤病，促进皮肤溃疡面和伤口愈合。

【按语】

山药，原名薯蓣，唐朝为避唐代宗讳“预”，改名薯药，宋朝为避宋英宗讳“署”，遂改名山药。

山药“补虚羸”，“益气力，长肌肉”，阴阳平补。具有补脾养胃，益肺固肾，养阴生津的作用，用于治疗脾肾虚损之食少泄泻、遗精、腰痛、咳喘、白带过多、尿频、小儿遗尿等虚劳证，以及气阴两虚之消渴证。经典名方“薯蓣丸”“无比山药丸”，均以山药为君药并命名，主“虚劳诸不足”“诸虚百损”，是治疗虚损性疾病的主方。其中“无比山药丸”，“常服壮筋骨，益肾水，令人不老”。山药配伍广泛，在古代抗衰老方剂中常与人参配伍补益脾肺；与肉苁蓉、菟丝子、杜仲配伍，补肾填精；与熟地黄、枸杞子配伍，益气养血、填精补髓。

山药味甘性平，自古就是代粮充饥之物，鲜怀山药，黏糯微甜，可做菜肴、汤羹，常食久食，可增进食欲，增强体质，提高免疫力，防治糖尿病，益寿延年，是常用的药食两用的保健品。

天冬

天冬为百合科植物天冬的干燥块根，主产于贵州、四川、广西等地。秋冬二季采挖，洗净，除去茎基和须根，置沸水中煮或蒸至透心，趁热除去外皮，洗净，干燥，切片或段，生用。

【性味】甘、苦，寒。

【归经】归肺、肾、胃经。

【文献记载】

《神农本草经》：“天门冬，味苦，平，主诸暴风湿偏痹，强骨髓，杀三虫，去伏尸。久服，轻身、益气、延年。”《名医别录》：“味甘，大寒，无毒。保定肺气，去寒热，养肌肤，益气力，利小便，冷而能补。久服不饥。”《日华子本草》：“镇心，润五脏，益皮肤，悦颜色，补五劳七伤，治肺气并嗽，消痰，风痹，热毒游风，烦闷吐血，去心用。”《药性论》云：“主肺气咳逆，喘息促急，除热，通肾气。疗肺痿，生痈吐脓，治湿疥，止消渴，去热中风，宜久服。煮食之，令人肌体滑泽，除身中一切恶气，不洁之疾，令人白净。蜀人使浣衣如玉，和地黄为使，服之耐老，头不白，能冷补，患人体虚而热，加而用之。”《本草纲目》曰：“天门冬清金降火，益水之上源，故能下通肾气，入滋补方，合群药用之有效。若脾胃虚寒人，单饵既久，必病肠滑，

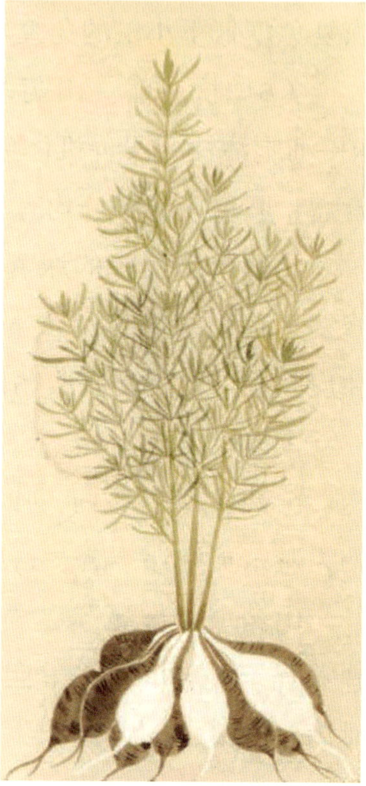

天冬

反成痼疾。此物性寒而润，能利大肠故也。”

【现代研究】

1. 化学成分[70, 71, 72]：天冬含有多糖类、皂苷类、氨基酸等活性成分，另外还含有丰富的维生素、无机元素、豆甾醇、糖醛、内酯、黄酮、蒽醌及强心苷等成分。

2. 药理研究[73, 74]：

（1）抗氧化、抗衰老：天冬总皂苷、天冬多糖与天冬水提取液均能提高机体清除自由基的能力，减少过量自由基对机体的损伤而起保护作用，具有抗氧化、抗衰老作用。

（2）提高记忆力：天冬水煎剂可改善大鼠的学习记忆能力，显著增加阿尔茨海默病模型小鼠神经生长因子的分泌，降低神经元和小胶质细胞中活性氧类的活性，延缓阿尔茨海默病的病理进程。天冬提取物对戊四氮诱导的大鼠抑郁和记忆缺失也有一定改善作用。

（3）强心作用：天冬提取物可使外周血管明显扩张，降低血压，增强心收缩力，减慢心率，增加尿量，有明显的强心作用。

（4）改善卵巢功能：天冬提取物可以通过降低氧化应激水平，或升高体内的抗氧化剂水平，改善女性生殖系统的并发症，如激素

---

[70]徐从立，陈海生，谭兴起，宣伟东.中药天冬的化学成分研究[J].天然产物研究与开发，2005(02):128-130.

[71]沈阳，陈海生，王琼.天冬化学成分的研究(Ⅱ)[J].第二军医大学学报，2007(11):1241-1244.

[72]宫兆燕，张君利.天冬活性化合物的提取及其药理活性研究进展[J].医学综述，2018,24(24):4938-4942.

[73]李敏，费曜，王家葵.天冬药材药理实验研究[J].时珍国医国药，2005(07):580-582.

[74]吴龙堂.天然药物玉竹、黄精、天冬的化学成分及药理研究现状[J].内蒙古民族大学学报(自然科学版)，2015,30(05):428-430.

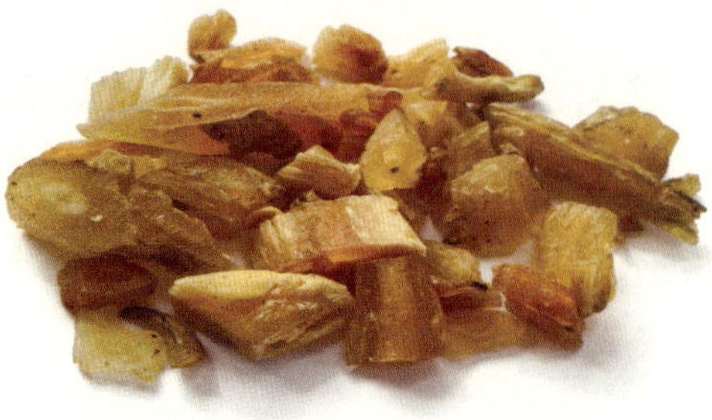
天冬饮片

不平衡、多囊卵巢综合征、卵泡发育不全和卵母细胞质量低下等。

（5）抗肿瘤：天冬提取物可阻滞细胞周期，为细胞提供充足的时间修复受损DNA或诱导肿瘤细胞凋亡，是其抗肿瘤的作用机制之一。天冬多糖可抑制急性淋巴细胞型白血病、慢性粒细胞型白血病和急性单核细胞型白血病患者的白细胞脱氢酶，从而抑制白血病的进展。

（6）抗炎和免疫调节作用：天冬皂苷具有一定的免疫佐剂潜力，可显著抑制促炎细胞因子(IL-6、肿瘤坏死因子)的活性，增加IgG和IL-12分泌，调节Th1/Th2分泌的细胞因子的平衡，且没有内在的细胞毒性。

（7）抑菌作用：天冬煎剂对金黄色葡萄球菌、肺炎双球菌、黑曲霉菌、大肠埃希菌、甲或乙型溶血性链球菌、类白喉杆菌、白喉杆菌、炭疽杆菌及枯草芽孢杆菌，均有不同程度的抑菌效果，是一种天然的抑菌剂。

（8）调节血糖：天冬水提液可显著降低糖尿病模型小鼠的空腹血糖，增加胸腺指数、脾脏指数。

（9）镇咳平喘：天冬粗提物对因浓氨水引发的小鼠咳嗽或者由组胺引发的豚鼠咳嗽有明显的镇咳和祛痰作用，同时对由组胺诱导的豚鼠哮喘可起到平喘作用。

【按语】

古代本草文献中对天冬药性有平、微寒、寒、大寒等多种记载，从其养阴清肺、润燥生津的功效来看，其性应为微寒。《神农本草经疏》称其为“除肺肾虚热之要药也”，天冬甘寒养阴，苦寒清肺肾虚热，适用于肺肾阴虚有热之干咳少痰、咳血、咽痛，骨蒸潮热、内热消渴等症，故可“保定肺气”“润五脏”。肾主骨，肾阴虚有热则腰膝酸软，“肾欲坚，急食苦以坚之”，天冬味苦气寒，正入肾而除热软坚，故可“强骨髓”。肾为先天真气之源，肾实骨强，水足精固，故久服可轻身、益气、延年。

现代研究证实天冬对呼吸系统、免疫系统、内分泌系统均具有一定的保护作用。天冬具有抗肿瘤作用，临床常用于治疗慢性白血病之低热，配伍八月札治疗乳腺增生、乳腺腺瘤及乳腺癌。经典名方二冬膏、三才丸、人参固本丸、天王补心丹等均配伍了天冬，用于补养心肺之虚损，可作为保健康复药长期服用。然而天冬性微寒，适用于虚热之人，虚寒者应慎用或配伍温阳健脾药同用。

综上，古代抗衰老方剂前10味高频药物：茯苓、牛膝、生地黄、熟地黄、枸杞、人参、菟丝子、肉苁蓉、山药、天冬，除了肉苁蓉在《本经》中仅言“补五脏，久服轻身”外，其余9味均被明确记载具有“延年”“不老”“耐老”功效。现代药理研究也表明上述药物具有保护脏器、增强免疫力、改善代谢、抗肿瘤、抗衰老、提高记忆力等作用。上述药物性味平和，大多为药食同用之品，适合长久服用，补益五脏，增强中老年人体质，防治老年病。

古代抗衰老方剂高频药组

从古代抗衰老方剂中提炼的高频药组，是医家抗衰老实践组方模式的体现。它们不仅反映了衰老的病机，更是筛选安全、平和、疗效可靠中医药养生益寿方剂的依据，为临床工作者和中老年人提供参考和借鉴。

人参—茯苓

古代抗衰老方剂常用药对配伍中，人参—茯苓药对居于首位。《神农本草经》载："茯苓，久服安魂养神"，"人参，安精神，定魂魄……开心益智，轻身延年"，"人参，茯苓为使"。《素问·灵兰秘典论》："心者，君主之官，神明出焉……主明则下安，以此养生则寿"，揭示了古代抗衰老方剂重视养心安神思想。

人参—茯苓药对分别与山药、生地黄、熟地黄、牛膝、枸杞、天冬等补肾填精之品组成高频药团，侧重心肾同补。《素问·六节脏象论》："心者，生之本，神之处也。"神（脑）的功能归属于心，其实质是由精血互相滋生，相互转化，互相依存之故。心与肾上下相交，水火既济，肾阴上济于心，则血和脉柔，神明清爽；心阳下温于肾，则肾气充盈，阴精得以固藏。心肾二脏升降相因，维持着人体的生命活动。现代医家提出衰老源于心肾，认为衰老源于心脏，根于肾脏，血脉失于柔和调畅，肾失藏精，精血暗耗，导致五脏六腑气化功能失度，浊邪留滞堆积，导致衰老发生。笔者从方药的角度为此理论提供了依据和支持。

人参—地黄—天冬（麦冬）

人参与生地黄、熟地黄、天冬、麦冬 5 味药常组合出现，《神农本草经》载："干地黄，得麦门冬良"，"麦门冬，地黄为使"，"天门冬，地黄为使"，提示古代抗衰老方药的配伍以《神农本草经》为法轨。

出自《瑞竹堂经验方·卷之七·羡补门》的抗衰老名方"人参固本丸"正是由此 5 味药组成。"夫人心主血，血生气，气生精，精盛则髭发不白，颜貌不衰，延年益寿。其夭阙者，多由服性热之药，不能滋生精血也。而药之滋补者，无出生熟二地黄与天麦二门冬，人徒知服二地黄而不知服二门冬为引也。盖生地黄能生精血，天门冬引入所生之地；熟地黄能补精血，用麦门冬引入所补之地，四味互相该载，本草又以人参为通心气之主，五味并归于心，而药之滋补诚无过也。"此药物组合分别为益气、补血、生精、养津的代表药，从药物的角度对现代医家提出的津液虚损致衰学说进行了印证。

菟丝子—巴戟天—肉苁蓉

朱丹溪云："肉苁蓉，属土而有水有火，能峻补精血。"王好古云："命门相火不足，以此补之，乃肾经血分药也。"《神农本草经》："巴戟天，安五脏，补中增志益气。"菟丝子为补肝脾肾三经要药。菟丝子、巴戟天、肉苁蓉均为温补肾阳、滋补肾精、扶助肾阳虚衰、治疗阴痿无子之要剂，在古代抗衰老方剂中三味药常相须为用，组成了补肾类抗衰老方剂的用方之根本。

山药—五味子—肉苁蓉

李东垣曰："山药凉而能补。"朱丹溪曰："山药属土，而有金与水，宜入脾肺肾而补虚。"《名医别录》："五味子，主养五脏。"《神农本草经疏》："山药同五味子，补肝肾，益阴气，治一切虚羸，强阴，长肌，增力，明目"，"五味子同怀地黄、枸杞子、覆盆子、肉苁蓉、杜仲，主令人有子"。《神农本草经》："五味子，苁蓉为之使。"可见古代本草学中山药—五味子—肉苁蓉即为肺脾肾同补的经典搭配。

菟丝子—山药—茯苓—牛膝

《神农本草经》谓："菟丝子，薯蓣（山药）为使"，菟丝子、山药、茯苓、牛膝配伍补中有泻，通补兼施，菟丝子、山药同补肝脾肾，前者偏重补肾，后者偏重肺脾，茯苓安神利水健脾，牛膝滋补肝肾，又可引血下行，活血化瘀。《灵枢·营卫生会》曰："老者之气血衰，其肌肉枯，气道涩，五脏之气相搏，其营气衰少而卫气内伐。"气道涩，指气滞、瘀血、痰浊凝聚。老年人生理功能逐渐衰减，上药相伍符合衰老五脏亏虚、气滞水停痰聚的病机。《太平惠民和剂局方》载"小菟丝子丸"，由菟丝子、茯苓、山药、莲子组成，"久服填骨髓，续绝伤，补五藏，去万病，明视听，益颜色，轻身延年，聪耳明目"。此方体现了该药组的经典组方应用。

另外，山药—五味子—肉苁蓉—菟丝子—巴戟天—杜仲—牛膝—熟地黄—茯苓药组，常同时配伍出现，如抗衰老方"无比山药丸"，由上药加泽泻、山茱萸、赤石脂，具有"治诸虚损伤，

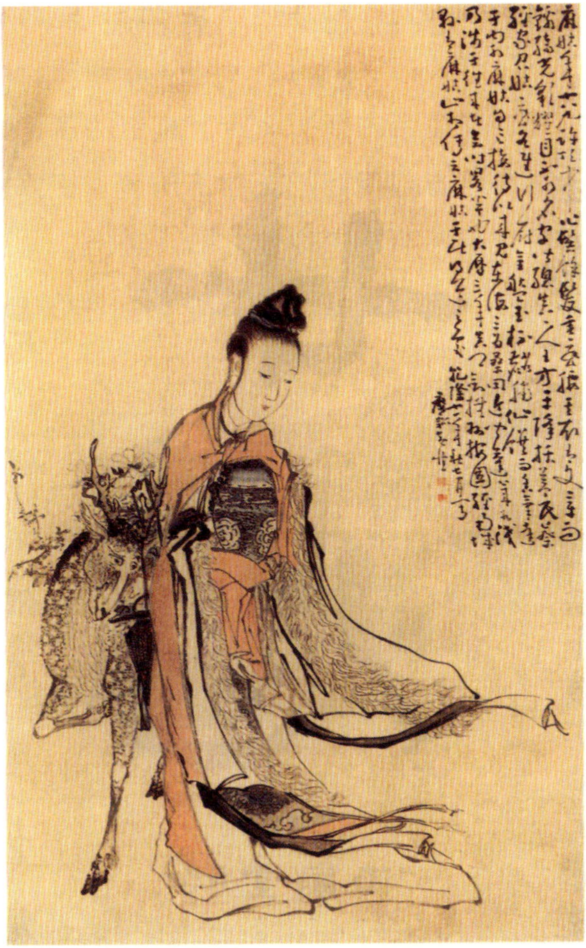

清　黄慎　麻姑献寿图

肌肉消瘦，耳聋目暗，常服壮筋骨，益肾水，令人不老”之效。

通过分析抗衰老药物的使用情况，明确了衰老的病机是五脏虚损为本，气血津液阴阳亏虚，而出现气涩血瘀、心神失养、寒湿内生、虚损滑脱等标证。药物选择以五脏同补、偏于补肾，而兼有安神、活血、理气、祛痰、利水之功效的药物，药物的配伍原则亦遵循此机理。《黄帝内经》奠定了衰老的理论基础，《神农本草经》则为抗衰老方剂用药配伍立下法度。王好古曰：“世皆知《素问》为医之祖，而不知轩岐之书，实出于《神农本草》也”，“神农尝百草，立九候，以正阴阳之变化，以救性命之昏札，以为万世法”。（《汤液本草》）

第五章

古今医家抗衰老养生实践

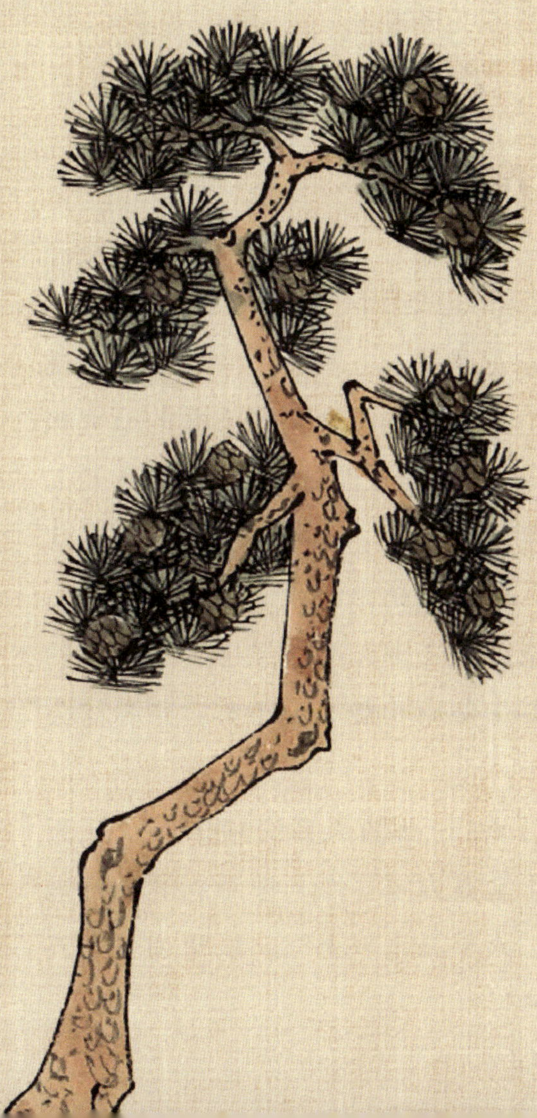

"自古名医多长寿"，益寿延年有良方。根据《中国医学人名志》的统计，在149位记载了实际年龄的人中，百岁以上者有10人，90岁以上者有27人，80岁以上者有70人，他们的平均年龄超过了80岁。名老中医们的健康长寿，除了与遗传的关系之外，更多得益于他们孜孜不倦、身体力行的中医养生学实践过程：饮食有节，起居有常，养德修身，淡泊名利，房事节制。除此之外，历代名医益寿延年有良方，他们积极发挥主观能动性，以各具特色的方药摄养，克服先天不足和后天失养对健康长寿造成的威胁，防病抗衰，颐养天年。

药王孙思邈的长寿养生之道

孙思邈是唐代著名的医药学家，也是中医养生学的集大成者。孙思邈集毕生精力所著的《备急千金要方》和《千金翼方》两部医学巨著，体现了其在中医药治病养生理论和实践方面的研究极其广博，并且影响深远，为历代医家所尊崇，被后世尊称为"药王"。据考证，孙思邈生于581年，卒于682年，享年101岁，在当代依然是少数人才能企及的高寿。孙思邈指出健康长寿需要靠养生获得。他非常重视"养性""服饵"之术，本人经历了比较长的衰老期，所以他对中老年人的养生防病和益寿延年有着亲身体会和丰富的临床经验。

孙思邈继承《黄帝内经》中《素问·上古天真论》和《灵枢·天年》关于老年期的划分，在《千金翼方·养性》中对衰老之态进行了更加详细的描述和阐发。"人年五十以上"，以肾为主的五脏精气竭乏，真元耗散，因此“阳气日衰，损与日至”，从而出现“心力渐退，忘前失后，兴居怠惰”“视听不稳，多退少进”“食饮无味，寝处不安”等生理功能衰退的现象。由于机体功能下降，老年人多“计授皆不称心”，更容易出现“万事零落，心无聊赖，健忘嗔怒”等性情变异的老化之征。

益寿延年，养性为先

孙思邈，世称孙真人，后世尊之为药王。对于长生之道，孙思邈首先强调养性对于益寿延年的重要性，《备急千金要方·养性》载：“夫养性者，欲所习以成性，性自为善，不习无不利也。性既自善，祸乱灾害亦无由作，此养性之大经也。”“养性”，即要养成良好的摄生习惯，则“内外百病悉皆不生”，自然可以达到健康长寿。

养性之法首先要惜精护神。《黄帝内经》中《素问·上古天真论》曰：“恬淡虚无，真气从之，精神内守，病安从来”，也就是说“养生贵乎养神”。孙思邈深得《黄帝内经》之经旨，将人体比作一盏灯，将精、气、神喻为灯中之油膏，生命如同灯火之光辉。若灯芯用“大炷”，则油尽灯熄较快，人寿即短；若灯芯用“小炷”，则油尽灯熄较慢，人寿自长。故他认为养性之大要为“啬神”“爱气”“养形”，以及戒“房室”，都着眼于节护“灯”中之“膏”。他还告诫老人，应心无妄念，耳无妄听，“性”乃心之所生，而心为君主之官，心主藏神，为人体精神意志的主导，养性的目的是调摄心神，排除外界不良干扰，以达到精神内守、独立守神的状态。将精气神的损耗减少到最低限度，自然能够益寿。孙思邈非常认同嵇康总结的养生“五难”：名利不去为一难，喜怒不除为二难，声色不去为三难，滋味不绝为四难，神虑精散为五难。此“五难”不去，即使“口诵至言，咀嚼英华”，也难以避免早衰早逝；“五难”既除，“不祈善而有福，不求寿而自延”，这才是养生的宗旨所在。

养性之法还要德行周备：“故养性者，不但饵药餐霞，其在兼于百行，百行周备，虽绝药饵足以遐年。德行不充，纵服玉液金丹未能延寿。”孙思邈强调德行周备是健康长寿的先决条件，而服药养生则位居其次。他所说的“性善”，还包括了对良好道德修养和泰然自若的心理状态的追求，他认为高尚的道德修养和稳定的心理状态，对延年益寿具有十分重要的意义。孙思邈向往“大医治病，必当安神定志，无欲无求，先发大慈恻隐之心，誓愿普救含灵之苦”的“大医精诚”精神，反对“当时之士”的“孜孜汲汲，追逐名利，千诈万巧，以求虚誉”。孙思邈德高技精、终身为善，在民间赢得了崇高的信誉，也得到了最大的精神愉悦。“仁者寿”，一个人如果常怀仁爱之心，乐于助人，心胸坦荡，就容易保持良好的心理状态。现代医学研究也表明，人体内精神和神经—内分泌系统之间存在着密切的联系，良好的心理状态下，人体神经内分泌系统对机体各器官的调节也保持在最佳的稳定状态，从而提高机体的免疫功能，有利于预防疾病，益寿延年，所以古人强调“养生莫若养性”是非常有道理的。

长生之道，贵在有节

孙思邈倡导的养生之术，是对《黄帝内经》“食饮有节、起居有常、不妄作劳，故能形与神俱，而尽终其天年，度百岁乃去”

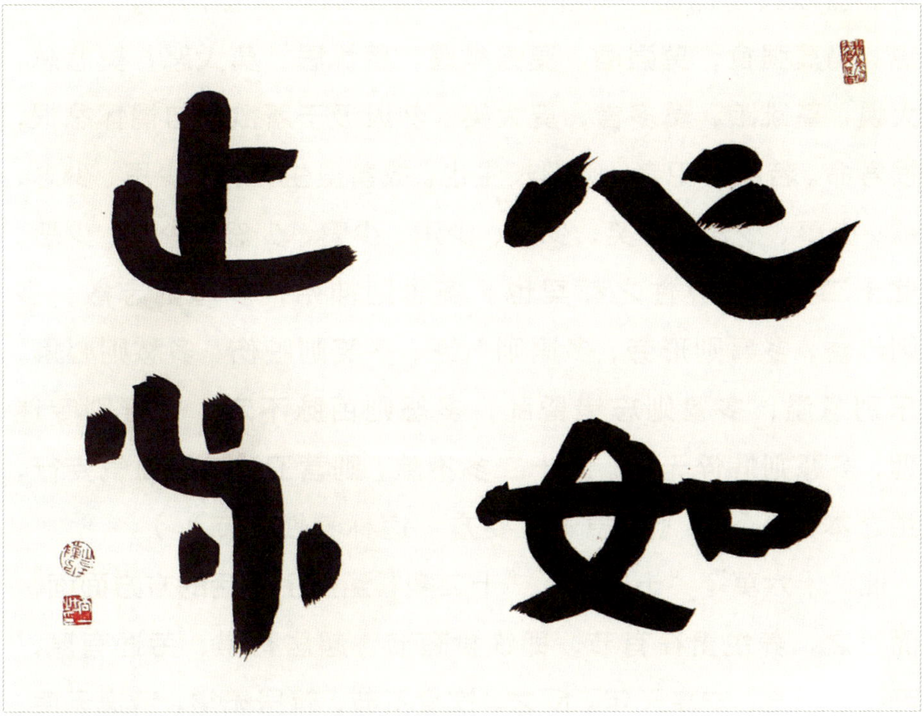

陈培一[75] 心如止水

[75]陈培一，男，中国工艺美术学会雕塑专业委员会第三届委员会秘书长。

的详细解读。孙真人事无巨细地描述想要实现长生之道的具体操作："虽常服饵而不知养性之术，亦难以长生也。养性之道，常欲小劳，但莫大疲，及强所不能堪耳。且流水不腐，户枢不蠹，以其运动故也。养性之道，莫久行、久立、久坐、久卧、久视、久听。盖以久视伤血，久卧伤气，久立伤骨，久坐伤肉，久行伤筋也。仍莫强食，莫强酒，莫强举重，莫忧思，莫大怒，莫悲愁，莫大惧，莫跳踉，莫多言，莫大笑。勿汲汲于所欲，勿悁怀忿恨，皆损寿命。若能不犯者，则得长生也。故善摄生者，常少思、少念、少欲、少事、少语、少笑、少愁、少乐、少喜、少怒、少好、少恶，行此十二少者，养性之都契也。多思则神殆，多念则志散，多欲则志昏，多事则形劳，多语则气乏，多笑则脏伤，多愁则心慑，多乐则意溢，多喜则忘错昏乱，多怒则百脉不定，多好则专迷不理，多恶则憔悴无欢。此十二多不除，则营卫失度，血气妄行，丧生之本也。"（《备急千金要方·道林养性第二》）

此"十六莫""十二少""十二多"涵盖了生活的方方面面，简而言之，养生贵在有节，即饮食有节、起居有常、劳逸有度，则可强身延寿，安享天年。反之，饮食不节，起居无常，劳逸无度，则会加速早衰，使人夭折损寿。

驱邪益寿，好方常服

孙思邈总结养生要诀，归纳为10个方面：一曰啬神，二曰爱气，三曰养形，四曰导引，五曰言论，六曰饮食，七曰房室，八曰反俗，九曰医药，十曰禁忌。他把药物养生作为非常重要的一个方面。孙思邈指出："安身之本，必资于食。救疾之速，必凭于药。不知食宜者，不足以存生也。不明药忌者，不能以除病也。故食能排邪而安脏腑，药能恬神养性以资四气。”食物乃人体安身之本，虽然孙思邈非常重视饮食养生，但他也绝不讳疾忌医。孙思邈认为“人非金石，况犯寒热雾露，既不调理，必生疾疠，常宜服药，辟外气，和脏腑也”。日常生活中，人体难免会感受风、寒、暑、湿、燥、火等邪气，尤其是体弱之人，如果不给以适当的干预，外邪留驻，难免会变生疾病，留下隐患。所以建议平时应该“量其性冷热虚实，自求好方常服”，根据自身寒热虚实的体质状态，选择平和适宜的方药养生保健纠正体质偏颇，防疾患于未然，达到驱邪益寿的目的。

孙思邈提出“四十以上，即顿觉气力一时减退，衰退既至，众病蜂起”，随着年龄增长，人体抗病能力减退，患病呈增加趋势。他把年老之人比作破漏之老房子，需要经常修葺，而药物正是修葺旧房之材料，所以提倡“人年四十以后，美药当不离于身”，建议人们常服益寿方药以颐养祛病，济命益寿。“凡人春服小续命汤五剂，及诸补散各一剂。夏大热，则服肾沥汤三剂。秋服黄芪等丸一二剂。冬服药酒两三剂，立春日则止。此法终身常尔，则百病不生矣。俗人见浅，但知钩吻之杀人，不信黄精之益寿。但识五谷之疗饥，不知百药之济命。但解施泻以生育，不能闭固以颐养，故有服饵方。”根据节气更替，对于某些疾病的易感人群，提前药物干预，可百病不生。然而普通大众只知道凡药皆有毒、药养不如食养，却不知道像黄精之类的滋养药物补养脾胃之精气，润养心肺肾之燥，具有安养五脏、补中益气之功，久服可以延年益寿。

在《备急千金要方》与《千金翼方》的“养性”“辟谷”卷中，

孙思邈记载了服饵茯苓、地黄、黄精、天冬、枸杞、松脂、柏子仁等植物药为主的滋补延年养生方。孙思邈所载益寿延年方中，药物归心经比例仅次于肾经，体现了其对药物可用于调节心神的关注和衰老诱发于心神失调的认同。由于当时历史的局限性，孙思邈虽然明确论述了服用五石散的强烈毒性反应，但仍然赞同“常须服石，令人手足温暖，骨髓充实，能消生冷，举措轻便，复耐寒暑”等服石养生的论点，但服饵选方用药“三虫既去，次服草药；好得药力，次服木药；好得力讫，次服石药。依此次第，可以延龄矣”，孙思邈已注重选用草木方药来益寿延年，有着超前的主动防衰益寿理念，这也是他能达到高寿的主要原因之一。

孙思邈延年服饵方举隅

茯苓膏方（《备急千金要方》，《千金翼方》中又称凝灵膏）

【组成】茯苓（净，去皮）、松脂各二十四斤，松子仁、柏子仁各十二斤，白蜜二斗四斤[76]。

【制剂与服法】上四味，依法炼之，松、柏仁不炼，捣筛，白蜜二斗四斤，纳铜器中汤上，微火煎一日一夕，次第下药，搅令相得，微火煎七日七夜，丸如小枣，每服七丸，日三。

【功效】久服可以轻身、明目、不老，用于辟谷可以一次服用至饱腹状态。

[76]唐代计量单位换算：一斤≈662~672克，一两≈41.4~42克，一斗＝10升＝6000毫升，一升＝600毫升。

枸杞煎（《备急千金要方》）

【组成】枸杞子、清酒。

【制剂与服法】以九月九日，取生湿枸杞子一升，清酒浸六日，煮五六沸，取出熟研，滤取汁，令极净，曝干，捣末，和前汁，微火煎令可丸，酒服二方寸匕[77]，日二，加至三匕，或为丸服三十丸。

【功效】主补虚羸，久服轻身不老。

服天门冬方（《备急千金要方》）

【组成】天门冬、黑芝麻、蜂蜜。

【制剂与服法】天门冬捣取汁，微火煎，取五斗，下白蜜一斗，胡麻炒为末二升，合煎，搅勿息手，可丸即止火，下大豆黄末，和为饼，径三寸，厚半寸，一服一枚，日三，百日以上得益，此方最上、妙包众方。一法酿酒服，始伤多无苦，多即吐去病也。

【功效】久服令人长生，气力百倍，治虚劳绝伤，年老衰损羸瘦，偏枯不遂，风湿不仁，冷痹心腹积聚，恶疮痈疽肿癞疾，重者周身脓坏，鼻柱败烂，服之皮脱虫出，颜色肥白。此无所不治，亦治阴痿、耳聋、目暗。久服白发黑，齿落生，延年益命，入水不濡。服二百日后，恬泰疾损拘急者缓，羸劣者强，三百日身轻，三年走及奔马，又三年心腹痼疾皆去。

孙思邈在方下记载，蒯道人年近二百岁，年少时常常告诉皇甫隆服用天门冬方的方法：取天门冬，去掉天门冬的心和皮，切片、

[77]方寸匕是古代用来量取药末的器具，其形状如刀匕，大小为古代一寸正方，故名方寸匕，一方寸匕≈2.74毫升。

晒干后研末，每次用酒送服一小匙，每日三次。久服可以令人不老，具有补中益气、治愈百病之效。

黄精膏方（《备急千金要方》）

【组成】黄精、干姜、肉桂、酒。

【制剂与服法】黄精一石[78]，去须毛，洗令净洁，打碎蒸，令好熟，压得汁，复煎去游水，得一斗，纳干姜末三两，桂心末一两，微火煎，看色郁郁然欲黄，便去火待冷，盛不津器中，酒五合和，服二合，常未食前，日二服。

【功效】久服旧皮脱，颜色变光，花色有异，鬓发更改。欲长服者，不须和酒，纳生大豆黄，绝谷食之，不饥渴，长生不老。

宋代养生家陈直的养老奉亲之道

陈直，又名陈真，宋代著名的养生学家，元丰年间（1078—1085）为泰州兴化（今江苏兴化县）县令，其生平失考。陈直虽非医林中人，但他留意医事，兼通医道，其所著的《养老奉亲书》成书于1085年之前，是一本专门论述老年人食治之方、医药之法、摄养之道的重要养生学著作，也是我国现存的最早的老年医学专著。

陈直在理论上秉承了《黄帝内经》和孙思邈的养生思想，根据老年人的生理病理特点，制定出较为全面系统的养生保健方案：崇尚饮食调治、主张医药扶持、提倡精神摄养、重视顺时奉养，

[78]唐代计量单位换算：一石≈26.4千克。

指导人们如何侍奉老人的晚年生活和老人自养。该书对后世养生学的发展影响深远，元代医药学家邹铉在此书基础上略加修订后续增三卷，更名为《寿亲养老新书》，流传甚广。

崇尚饮食调治

陈直在《养老奉亲书》中非常强调饮食调治，其开篇指出：“主身者神，养气者精，益精者气，资气者食。食者，生民之天，活人之本也。”他认为精、气、神是人体生命活动的基础，而精、气、神又必须依靠饮食的滋养，“高年之人，真气耗竭，五脏衰弱，全仰饮食以资气血，若生冷无节，饥饱失宜，调停无度，动成疾患”。老年之人，五脏功能均减退，气血亏虚，陈直提出了饮食之物宜“温热熟软，忌黏硬生冷”，“不可令饥”，“不可顿饱”，“秽恶臭败，不可令食”，愤怒之时，不宜进食，食后“引行一二百步，令运动消散”等详细的饮食宜忌，以免伤害脾胃，形成疾患。

陈直认为“若有疾患，且先详食医之法”，“食疗未愈，然后命药”，加之“老人之性，皆厌于药而喜于食”。陈直为了最大限度发挥食疗的治病作用，总结其老年食治之法包括以下3个方面：一是饮食调治多选用药食同源、性味平和之品与食物搭配制成粥、羹、饮、面、饼等药膳。如“郁李仁粥方”，“郁李仁二两，薏苡仁五合，煎汁做粥”，“治老人水气，面肿腹胀，喘乏不安，转动不得，手足不仁，身体重困，或疼痛”；“姜橘汤方”，“生姜二两，陈橘皮一两，煎汁服用”，用于“食治老人噎病，胸满塞闷，饮食不下”。二是以“以脏补脏”为理论指导，善用动物内脏，滋补老年五脏精血亏虚。如“酿猪肚方”，由“猪肚一个，人参末半两，橘皮末半两，猪脾二枚，饭半碗，葱白半握”组成，以“食治老人脾胃气弱，不能饮食，多困无力”；“猪肝羹方”，由“猪肝一具，葱白一握，鸡子二枚”组成，以“食治人肝脏虚弱，远视无力”；“鹿肾粥方”，由“鹿肾一对，粳米三合”组成，以“食治老人肾气虚损耳聋”。“以脏补脏”理论，经现代研究证实，进食不同种属动物的脏器，能够补充或平衡人体相应脏器的微量元素，从而起到治疗或缓解疾病的作用。三是巧用中药调味剂，可以解腥除膻，疏导脾胃气机，增强功效。如“煮羊头方”，“白羊头蹄一付，胡椒半两，荜茇半两，干姜半两，葱白半升，豆豉半斤，先以水煮头蹄半熟，内药更煮令烂，去骨，空腹食之”，用于“食治老人补五劳七伤虚损法”，胡椒、荜茇、干姜、葱白、豆豉等既是调味剂，可以矫除羊头和羊蹄的腥膻之气，又是中药材，可以温中补虚、行气理气。

孙思邈曰：“安身之本，必资于食，救疾之速，必凭于药。”（《备急千金要方》）陈直的饮食调治之法，主要是继承了孙思邈的思想。陈直在孙思邈论述“牛乳，味甘，微寒，无毒，补虚羸，止渴”的基础上，着重介绍了牛乳对老年人的保健作用，“牛乳最宜老人，平补血脉，益心，长肌肉，令人身体康强润泽，面目光悦，其志不衰。故为人子者，常须供之以为常食”，并创制了多首牛乳食治方，从现代营养学的角度看，这是非常难能可贵的。

主张医药扶持

陈直认为“老人真气已衰，此得虚阳气存，充于机体，则两手脉大，饮食倍进，双脸常红，精神强健，此皆虚阳气所助也”。

孙思邈也认为："人年五十以上，阳气日衰，损与日至。"陈直所说的"虚阳"是相对于小儿"稚阳"、青年"成阳"和成年"盛阳"而言的老年生理特征，"常得虚阳气存，自然饮食得进，此天假其寿也"，"虚阳气存"是老年人健康长寿的标志。

"若是从来无虚阳之气，一向惫乏之人，全在斟量汤剂，常加温补，调停馇粥以为养治，此养老之先也。"如果老年人缺少"虚阳之气"，素来体质偏弱之人，则需要借助医药扶持，常常进食温补之剂或以药膳为调养。如书中所载："老人频遭重病，虚羸不可平复，宜服枸杞煎方：生枸杞根细锉，一斗，以水五斗，煮取一斗五升，澄清；白羊脊骨一具，锉碎，上件药以微火煎取五升，去滓收入瓷合中，每服一合与酒一小盏，合暖。每于食前温服。"枸杞根，即地骨皮，甘寒，久服强阴坚筋骨，治虚劳潮热盗汗；白羊脊骨，性甘热，能补肾虚、通督脉，主治虚劳寒中、腰痛下痢等症。老年人肾中精气亏虚，又频遭重病侵扰，以致元阴元阳大伤，体虚消瘦，病久难以恢复。地骨皮和白羊脊骨合用，清补兼用，对于肝肾不足，常有寒热、周身酸痛的老人尤为适用，食用时加酒一小杯，更能起到通行血脉的效果。

"上寿之人，血气已衰，精神减耗，危若风烛，百疾易攻"，老年人容易出现老病相加的情况，然而用药治病，"汗之则阳气泄，吐之则胃气逆，泻之则元气脱"。"大体老人药饵，止是扶持之法，只可用温平、顺气、进食、补虚、中和之药治之"，指出老人用药必须谨慎，宜选用温平补虚之品，剂型多用丸散，峻药缓施，祛邪而不伤正，即使有疾，也应尽量避免使用汗、吐、下法。此外，"善治病者，不如善慎疾"，陈直提出防病重于治病的保健理念。针对老年人下元肾精亏虚，脾胃气虚，运化无力，易生痰浊致病的生理特点，建议平日宜规律小量服用平和药物，“每日晨朝，宜以醇酒先进补下元药一服……至辰时，服人参平胃散一服……临卧时，进化痰利膈人参半夏丸一服”。陈直于书中收集了四时调摄、食治、备急、集方共233方。如神仙不老丸、秘传六和丸、草还丹、神仙训老丸、双补丸等，用于补益脏腑精气、补虚抗老、延年益寿、兼治诸疾。

提倡精神摄养

精神情志活动与人体生理功能和病理变化关系极为密切。《灵枢》曰：“人有五脏化五气，以生喜怒悲忧恐。”不良的情志变化可影响脏腑气血的正常运行，直接或间接地诱发疾病或加重病情，故老年养生精神调摄显得尤为重要。陈直根据年老之人的生理、心理特征，十分强调精神调摄，称其为“养老之奇术”。

陈氏指出：“眉寿之人，形气虽衰，心亦自壮。但不能随时人事，遂其所欲……故多咨煎背执，等闲喜怒，性气不定，止如小儿……若性怒一作，血气虚弱，中气不顺，因而饮食，便成疾患。”老年人形体衰弱，心有余而力不从心，且多有认知能力的下降，情绪喜怒不定，像小孩儿一样，更易被七情所伤，因此老年人要注意精神摄养，保持清静、乐观、开朗、豁达。故陈氏提出老人精神调摄主要从3个方面着手：一是避免强烈的精神刺激，“尊年之人，一遭大惊，便致冒昧，因生余疾”，故丧葬凶祸、疾病危困、悲哀忧愁等均不可惊扰老人，而要“承顺颜色，随其所欲，不令违背”。二是理解体谅，陪伴左右。要充分理解、体谅老人的喜怒忧思和疾苦，“语之与其善，导之以其所便，开之以其所苦”。因为老人性情多孤僻，易于伤感，才觉孤寂，便生滞闷抑郁之症。所以应该经常令人陪伴左右，“囿昧之室，不可令孤”，“不可令孤坐独寝”，减少老人的孤独感，使其精神心理上得到慰藉。三是投其所好，愉悦性情。根据老人平生好嗜之事，如书画、琴棋、禽鸟、古物等，“择其精绝者，布于左右，使其喜爱，玩悦不已”，“娱其耳目心志，即可使之燕佚，怡愉全生而益寿”，“自以为乐，虽有劳倦咨煎，性气自然减可”，令老人精神有所寄托，老有所乐，精神上的愉悦，可促进健康长寿。

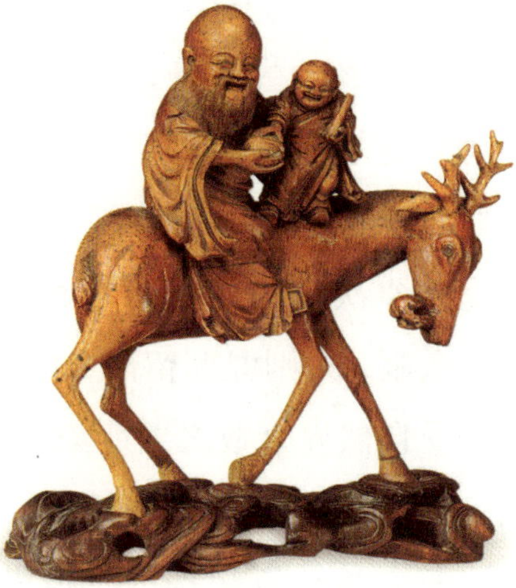

清 竹根雕寿星乘鹿

重视顺时奉养

《素问·四气调神大论》曰：“四时阴阳者，万物之根本也。”陈直继承和发挥了《黄帝内经》的四时养生理论，并提出了具体的四时摄养方法。春生、夏长、秋收、冬藏，乃自然之道，“顺之则生，逆之则病”。陈直指出“人能执天道生杀之理，法四时运用而行，自然疾病不生，长年可保”，况且“黄发之人，五脏气虚，精神耗竭，若稍失节宣，即动成危瘵”，老年人更应顺从四时阴阳的变化来加以调摄，以达却病延年之目的。

陈直根据春、夏、秋、冬四时的气候特点，对老年人的生活起居、饮食方药调护分节论述，非常详细。如：春时应寻花木游赏，登高放意远眺，畅其生气，饮食宜减酸益甘以养脾气，正、二月间，乍寒乍热，老人气弱骨疏，卫外力弱，不可顿减棉衣；夏时应愉悦情志，使心畅气和神足，饮食宜减苦增辛以养肺气，平心火以免火旺刑金，忌凉硬防滑泄不止，量虚实少进瓜果，避暑宜于虚堂净室、水次木荫处，而走廊过道、窗前檐底则易感虚邪贼风，不可令久眠，久则湿邪留滞，神昏乏力；秋时凄风惨雨，草木黄落，老人易受自然界衰败之象所染而生悲情，应多方诱说，忘其秋思，饮食宜减辛增酸，以抑肺扬肝，益肝气正常疏泄，年老脾弱难任新谷之气，慎食以防暴泻，宿患秋终多发，宜预于未发之前，择中和应病之药，预与服食，止其欲发；冬时最宜居处密室，温暖衾服，不可轻出触冒寒风，早眠晚起，以避霜威，同时不要长时间靠炉取暖和热水浸浴，以免汗多伤阳，饮食宜减咸增苦，以平抑肾水而养心气，使心肾相交，水火既济，大寒之日，山药酒、肉酒时进一杯，以扶衰弱、抵御寒气等。

此外，陈直指出应“依四时摄养之方，顺五行休王之气”。其书记载了69首用于老年人四季常见病症调护的方剂，如：“治老人春时诸般眼疾发动，兼治口鼻生疮，黄芪散（由黄芪、川芎、防风、甘草、白蒺藜各一两，甘菊花三分组成），捣为末，每服二钱，早晨空心、日午、临卧各一服，干咽，或米饮调下。暴赤、风毒、泪昏、涩、痛、痒等眼[79]，只三服，三两日，永效。内外障眼，久服方退。”

---

[79]作者注：“暴赤、风毒、泪昏、涩、痛、痒等眼”，经核对“黄瑛整理.寿亲养老新书[M].北京:人民卫生出版社,2007.07.”“[宋]陈直著;陈可冀,李春生订正评注.养老奉亲书[M].上海:上海科学技术出版社,1988.05.”等书，均为上述记载。据上下文推断，“暴赤、风毒、泪昏、涩、痛、痒等眼”句末疑漏一“疾”字。

陈直延年方举隅

草还丹（《养老奉亲书》）

【组成】补骨脂、熟地黄、远志、地骨皮、牛膝、石菖蒲。

【制剂与服法】上等分末，酒糊为丸，如梧桐子大，每服三五十丸，空心、日午温酒下，盐汤、熟水亦可。

【功效】延年益寿，耐寒暑，能双修德行，可登地仙。大治虚劳白浊，乃翊圣真君降授予张真人方，服至百日，百病除。二百日精髓满，视听倍常，神聪气爽，瘟疫不侵。服三百日，步骤轻健，鬓须如漆，返老还童。

神仙不老丸（《养老奉亲书》）

【组成】人参、牛膝、巴戟天、当归、杜仲、生地黄、熟地黄、菟丝子、柏子仁、石菖蒲、枸杞子、地骨皮。

【制剂与服法】上为细末，炼蜜为丸，如梧桐子大，每服七十粒，晨空腹，午食前，临卧盐酒、盐汤任下。

【功效】乌须发，驻颜，温养荣卫，补益五脏，调和六腑，滋充百脉，润泽三焦，活血助气，添精实髓，延年不老。

小丹（《养老奉亲书》）

【组成】熟地黄、肉苁蓉各六两，酒浸，五味子、菟丝子各五两，酒浸，柏子仁（别研）、天门冬（去心）、蛇床子（炒）、覆盆子、巴戟（酒浸，去心）、石斛各三两，续断、泽泻、人参（去芦）、山药、远志（炒，去心）、山茱萸肉、菖蒲、桂心、白茯苓、杜仲（炒，去丝）各二两，天雄（炮，去皮、脐）一两。

【制剂与服法】上为细末，炼蜜和丸如梧桐子大。每服三十丸，食前温酒送下，加至五十丸。忌五辛、生葱、芜荑、饧、鲤。虚人，倍地黄；多忘，倍远志、茯苓；少气神虚，倍覆盆子；欲光泽，倍柏子仁；风虚，倍天雄；虚寒，倍桂心；小便赤浊，三倍茯苓、一倍泽泻；吐逆，倍人参。

【功效】补劳益血，去风冷百病，诸虚不足，老人精枯神耗，女子绝伤断产，并皆治之。久服，益寿延年，安宁神志，定魂魄，滋气血脉络，开益智慧，释散风湿，耳目聪明，筋力强壮，肌肤悦泽，添精补髓，活血驻颜。

神仙训老丸（《养老奉亲书》）

【组成】干地黄、熟地黄各五两，川椒十两，牛膝三两，生黑大豆一升，山药五两，赤、白何首乌各十两，苁蓉、枸杞各五两，藁本十两。

【制剂与服法】上将白何首乌为末用，水甑内，旦辰蒸，日出晒，夜间露，如此九蒸九晒九露数足，焙焦为末，酒糊丸，如梧桐子大。空心温酒盐汤下，忌萝卜。

【功效】常服延年益寿，气力倍常，齿落再生，发白再黑，颜貌如婴儿。此药性温无毒，治百病，补下元，光泽皮肤。

秘传六和丸（《养老奉亲书》）

【组成】熟地黄十两，补骨脂、菟丝子、茯苓、山药各十两、胡桃五十颗。

【制剂与服法】上先将熟地黄、补骨脂、菟丝子三味酒浸一宿，次早饭甑上蒸，日中曝干。九浸、九蒸、九曝，候十分干。次和茯苓、山药二味，杵臼中舂令极细，为末。次用胡桃研烂，和五味令匀，用酒煮，面糊为丸如梧桐子大，每服三十丸，空心温酒盐汤下。

【功效】益老扶羸，助脾活血，进美饮食，第一平和之剂。

双补丸（《养老奉亲书》）

【组成】熟地黄半斤，菟丝子半斤。

【制剂与服法】上为细末，酒糊为丸，如梧桐子大。每服五十丸，人参汤下。

【功效】此方熟地黄补血，菟丝子补精，治下部虚冷，平补不热不燥。气不顺，沉香汤下；心气虚，茯苓汤下；心经烦躁，配酸枣仁汤下；小便少，车前子汤下；小便多，益智仁汤下。刘上舍之祖在京师辟雍，得史载之家传方，服此四十载，享年八十七岁。

还少丹（《养老奉亲书》）

【组成】山药、牛膝（酒浸一宿，焙干），以上各二两，远志、山茱萸、茯苓、五味子、肉苁蓉（酒浸一宿，切，焙干）、石菖蒲、巴戟天、楮实子、杜仲（去粗皮，姜汁并酒涂）、茴香各一两，枸杞子、熟干地黄各半两。

【制剂与服法】上为细末，炼蜜入枣肉为丸，如梧桐子大。每服三十丸，温酒盐汤下。日进三服，空心食前。看证候加减用药：身热加山栀子一两；心气不宁加麦门冬一两；精液少加五味子一两；阳气弱加续断一两。

【功效】西川罗赤脚方，大补心肾，治一切虚败，心神耗散，筋力顿衰，腰脚沉重，肢体倦怠，血气羸乏，小便昏浊。服药五日，颇觉有力；十日，精神爽健；半月，气稍壮；二十日，耳目聪明；一月，夜思饮食；久服令人身体轻健，筋骨壮盛，怡悦颜色。妇人服之，姿容悦泽，大暖子宫，去一切等疾。

元代饮膳太医忽思慧的宫廷食药养生之道

忽思慧，又译作和斯辉，是元代的蒙古族医学家，兼通蒙汉两种医学，元仁宗延祐年间（1314—1320）被选为宫廷饮膳太医。其在职期间，结合蒙汉医学养生理论与实践经验，选择宫廷饮食药膳中的精髓，结合其丰富的烹饪技术经验，以“补养调护之术，饮食百味之宜”，著成《饮膳正要》一书。从《进书表》所言：“将累朝亲侍进用奇珍异馔、汤膏煎造，及诸家本草、名医方术，并日所必用谷肉果菜，取其性味补益者”，“以此世祖皇帝圣寿延永无疾”，可以看出该书集本草学、方剂学、养生学为一体，是一部为元代宫廷贵族编写的养生学专著，以期为统治者及贵族们的健康长寿保驾护航。

从《饮膳正要》一书，可以看出忽思慧的养生思想，提倡“守中”的保养之道，注重饮食与日常避忌，以防患于未然为前提。集朝野之精华，汇古今之良方，共记载200余首膳饮与服食方，具有品类丰富、食材多元、药食结合、烹调详细、制作精美、重用羊肉等特点，既是美味佳肴，又具有保精养气、食养食疗之功效。主张服食具有平和补益之功的草木类抗衰老药物，益寿防衰，所载服食之方吸收了元代以前医家的益寿延衰经验，谨慎选取草木类药物，避开金石有毒之品，并结合民族特色食材创制抗衰老新方。

保养守中，未病先防

忽思慧作为宫廷饮膳太医，强调保养是安身之基，提出“身安则心能应万变，主宰万事。非保养，何以能安其身”，认为对于宫廷帝王来说，遵循保养之道，不仅可以身跻上寿，还可以惠及天下，贻子孙后代无疆之福。

忽思慧深受儒道两家思想的影响，十分尊崇《黄帝内经》的保养之道，强调保养“莫若守中”。他指出：“夫上古之人，其知道者，法于阴阳，和于术数，食饮有节，起居有常，不妄作劳，故而能寿。今时之人不然也，起居无常，饮食不知忌避，亦不慎节，多嗜欲，厚滋味，不能守中，不知持满，故半百衰者多矣。夫安乐之道，在乎保养，保养之道，莫若守中，守中则无过与不及之病。”对于“守中”之道，忽思慧指出：“善摄生者，薄滋味，省思虑，节嗜欲，戒喜怒，惜元气，简言语，轻得失，破忧阻，除妄想，远好恶，收视听，勤内固，不劳神，不劳形，神形既安，病患何由而致也。”善于养生之人，在饮食上，以清淡为主，不偏嗜滋味厚重之物；在情志上，不过度思虑，不大喜大怒，不患得患失；在日常行为上，不多语妄言，节制欲望和妄想，远离不良嗜好，避免扰乱视听。简而言之，就是要节情制欲，端正行为，修身养性，调养心神，不妄耗形神，爱惜元气，使脏腑坚固，形神安定，人体便不会罹患疾病。

忽思慧指出“人以禀天地气生”，保养守中之道，还应“调顺四时，起居不妄”。自然界是人类赖以生存的基础，为人类提供生存所需的各种条件，人体的功能活动、行为状态都会受到自然界的影响。顺应四时气候、昼夜节律的变化，使五脏功能盛衰的生理变化与自然界的节律性变化相一致，增强人体的自我调适能力，人体的功能活动才能稳定有序，阴阳才能平衡协调，则“精神健爽，心志安定，诸邪自不能入，寒暑不能袭，人乃怡安”。若违背自然规律，则人体功能紊乱，心神不安，容易产生疾病。保养守中，不仅是养生的需要，也是个人修养的体现，即凡事都要有所节制，通过自觉约束自身的欲望和行为使身心维持一种平衡有度的状态。勿太过、勿不及，顺应自然四季变化，起居有节，劳逸有度，合理饮食，修身养性，安神定志，以养正气。“既无过耗之弊，又能保守真元，何患乎外邪所中也。”

忽思慧强调养生的重要性，旨在防患于未然。他继承了《黄帝内经》“治未病”的思想，提倡未病先防，提出“夫上古圣人治未病不治已病，故重食轻货，盖有所取也”，“若贪爽口而忘避忌，则疾病潜生”，他认为未病先防的核心，应重视饮食健康，顾护脾胃，防止“病从口入”，以及日常生活中应有所避忌，以防损害健康。

忽思慧提出了一系列的饮食避忌方法，如“饮酒避忌”“五味偏走”“服药食忌”“食物利害”“食物相反”“食物中毒”等，以说明食疗品味，当审其具体情况下何者为宜、何者为忌，以便趋利避害。如《饮酒避忌》篇曰：“酒，主行药势，杀百邪，去恶气，通血脉，厚肠胃，润肌肤，消忧愁。少饮尤佳，多饮伤神损寿，易人本性，其毒甚也。醉饮过度，丧生之源。”酒虽能通行血脉，消愁畅志，然而多饮亦能损人寿命。

脾胃受纳腐熟水谷，化生气血，为后天之本，脾胃健运对人体健康具有关键性作用。忽思慧强调应注意进食时机，和食物以易于消化为宜，来保护脾胃功能。如“善养性者，先饥而食，食勿令饱；先渴而饮，饮勿令过；食欲数而少，不欲顿而多”；“若食饱，不得便卧”；“夜不可多食”；“莫吃空心茶，少食申（时）后粥”；“烂煮面，软煮肉，少饮酒，独自宿”。又提出不洁或变质食物不可食用。如“浆老而饭馊不可食”；“生料色臭不可用”；“猪、羊疫死者不可食”；“诸果落地者不可食”等。如已患病，则须早日调理诊治，先以食疗，然后命药，病症痊愈之后也不可恣意妄为，要安心休养并用饮食来加以巩固。在“服药食忌”中提出服药时应注意“不可多食生芫荽及蒜、杂生菜、诸滑肠……油腻物，鱼脍腥膻等物”，以防病复。

养生之道，事无巨细。生活中点点滴滴的行为，稍不留意，都会损害健康，所以养生首先要有所避忌。如“热食有汗，勿当风，发痉病，头痛，目涩，多睡；夜不可多食，卧不可有邪风”；“凡日光射，勿凝视，损人目；勿望远，极目观，损眼力；坐卧勿当风、湿地；夜勿燃灯睡，魂魄不守；昼勿睡，损元气”等。人们对健康的追求，往往热衷于关注吃什么、做什么对身体的保健作用，却容易忽视日常的一些有损健康的行为，而不知避免。忽思慧的“避忌”养生观，告诫人们注意养生中的不可为，以防患于未然，在当代仍具有很高的实用价值。

保精养气，寓补于食

忽思慧提倡应遵循《黄帝内经》的摄生保养之道，中医理论认为肾主藏精，为先天之本，“夫精者，身之本也”，肾所藏之精，包括先天之精和后天之精，先天之精禀受于父母的生殖之精，所以称肾为“先天之本”，后天之精指脾胃运化而生成的水谷精气和脏腑所化生的精气。肾中所藏精气的强弱直接影响人体生、长、壮、老、衰的过程。《素问·玉机真藏论》曰：“五脏者，皆禀气于胃，胃者，五脏之本也。”脾胃为后天之本，气血生化之源，气机升降之枢，人体五脏六腑与四肢百骸，皆赖脾胃运化之气血的滋养。此外，忽思慧所生活的时代，李东垣的《脾胃论》已经形成，脾胃学说兴起，李氏认为“元气之充足，皆由脾胃之气无所伤，而后能滋养元气”，元气由先天之精所化生，并受自然之清气与脾胃所化水谷之气的滋养与补充。精与气是人体生命活动的基础物质，忽思慧受此影响，非常注重精气的保养。忽思慧提出保先天之精的关键在于节欲，“欲不可纵”，倘若纵欲不加节制就会使先天之精亏损，尤其是对拥有三宫六院的帝王来说，节欲是对益寿延年最有指导意义的。

随着年龄的增长与日常消耗，人体精气日渐亏损不可避免。人赖饮食为生，《饮膳正要》作为宫廷贵族的食疗养生专著，忽思慧提倡寓补于食，以“日所必用谷肉果菜，取其性味补益者”，“以养气养体”。忽思慧“于本草内选无毒、无相反、可久食、补益药味，与饮食相宜，调和五味，及每日所造珍品御膳，必须精制”，“使以五味调和五脏，五脏和平则血气资荣”，以谷肉果菜食物，配以性味平和、安全无毒、具有补益之药味，制成膳食与饮品，及时补充人体精气的亏虚，补养五脏。忽思慧在其书中记载了丰富而详细的保精养气膳饮。如“马思答吉汤，补益，温中，顺气”；“鸡头粉撅面，补中，益精气”（撅面，是一种面食，把面和成团后，擀成薄片，用手撕成条状入锅煮熟）；“鸡头粉挡粉，补中，益精气”；“枸杞酒，补虚弱，长肌肉，益精气，去冷风，壮阳道”等。

忽思慧作为宫廷饮膳太医，需要兼顾膳饮的补益功效和口感，可谓费尽心机，其创制的膳饮具有以下 3 个特点：一是烹调详细，制作精美，符合宫廷膳饮的需求。《论语》有言，“食不厌精，脍不厌细”，忽思慧所载各种膳饮，均详述其制作方法、烹调细则，调味丰富，以满足宫廷贵族挑剔的口感，使之便于接受，如“荤素羹：补中益气。羊肉一脚子，卸成事件，草果五个，回回豆子半升，捣碎，去皮，上件，同熬成汤，滤净，豆粉三斤，作片粉，精羊肉切条道乞马，山药一斤，糟姜二块，瓜齑一块，乳饼一个，胡萝卜十个，蘑菇半斤，生姜四两，各切；鸡子十个，打、煎饼、切；用麻泥一斤，杏泥半斤，同炒，葱、盐、醋调和”。二是膳饮品类丰富，所用食材多元。“聚珍异馔”共载 95 方，食物多为宫廷珍馐，大多具有补中益气、强身健体之功，膳食种类包括粥羹、面食及各色菜肴，这些膳食既可作为日常主食，亦有食疗之功效，使调养身体、享受美食、充饥饱腹三者完美结合在一起。“诸般汤煎”56 种饮品，主要包括汤、煎、浆、酒、茶，如“五味子汤，生津止渴，暖精益气”“金橘煎”等。食材以食物为主，药物为辅，或选用药食两用之品，并融合了汉、蒙、回等多个民族及中亚阿拉伯地区的食材种类，如“回回豆子”“八担仁”“玫瑰汁”等，可满足宫

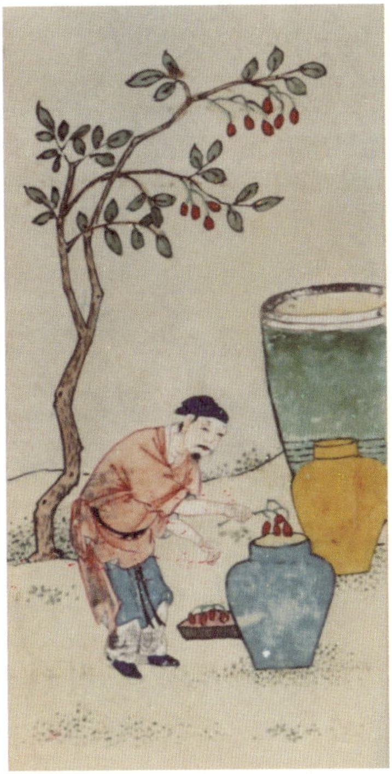

明 食物本草之制枸杞酒图

廷多样化的饮食需求，显示出其独特的品位。三是民族特色，重用羊肉：在“聚珍异馔”95方中，有72方都以羊肉为主料或辅料作为膳食，许多膳食方直接以羊肉命名。元朝的统治者为草原民族，喜食羊肉，忽思慧既兼顾其食性，同时又非常重视羊肉对人体的滋补作用，“羊肉，味甘，大热，无毒，主暖中，头风，大风，汗出，虚劳，寒冷，补中益气”，羊肉性温，善补中益气，暖胃养肾，常常用于虚劳羸瘦、腰膝冷痛、产后虚冷等症。“然虽食饮，非圣人口腹之欲哉”，忽思慧认为饮食不仅是为了满足口腹之欲、果腹充饥，同时还能保精养气，从而达到“延寿，疗无疾”的目的。

食疗诸病，服食延寿

“虽饮食百味，要其精粹，审其有补益助养之宜，新陈之异，温凉寒热之性，五味偏走之病。”忽思慧熟稔食物的温凉寒热之性与酸苦甘辛咸之味，把膳食的补养和疗疾之功发挥到了极致。

忽思慧在“食疗诸病”篇载方61首，以药膳治疗肾虚劳损、腰膝疼痛、中风、消渴、泻痢、水肿等各种常见疾病。如“生地黄鸡：治腰背疼痛，骨髓虚损，不能久立，身重气乏，盗汗，少食，时复吐利。生地黄半斤，饴糖五两，乌鸡一枚，先将鸡去毛、肠、肚净，细切，地黄与糖相和匀，内（纳）鸡腹中，以铜器中放之，复置甑中蒸炊，饭熟成，取食之。不用盐醋，唯食肉尽却饮汁”；“鲫鱼羹：治脾胃虚弱，泻痢久不瘥者，食之立效，大鲫鱼二斤，大蒜两块，胡椒二钱，小椒二钱，陈皮二钱，缩砂二钱，荜茇二钱，葱、酱、盐、料物、蒜，入鱼腹内，煎熟作羹，五味调和令匀，空心食之”；“炒黄面：治泻痢，肠胃不固，白面一斤，炒令焦黄，每日空心温水调一匙头”；“葵菜羹：治小便癃闭不通，葵菜叶不以多少，洗择净，煮作羹，入五味，空腹食之”。另外，忽思慧充分发挥羊的补益作用，喜用羊的不同部位对人体进行调养，如以羊肾补益阳气，用于阳道衰败，腰膝无力；以羊肝补肝以明目，用于肝虚目暗等症；用羊头治头眩，羸瘦，手足无力；用羊心治心气惊悸，郁结不乐；用羊腰治疗腰眼疼痛，亦体现了以形补形的养生特点。

这些食疗方，既是鲜美可口的佳肴，又是治疗疾病、调节体质、延年益寿的良药。对于一些疾病的治疗，至今仍有很好的食疗参考价值。

自古以来，最高统治者均青睐神仙方术的养生之道，追求长生不死更是统治者最热切的渴求。金元时期，全真道教创立并迅速发展，神仙养生之术深入社会各阶层尤其是元朝统治者中，元太祖成吉思汗初见全真教主丘处机时，就曾向其询问神仙养生之事，后来的元代诸帝也多效法其祖，信奉神仙养生之术。忽思慧为了迎合养尊处优、贪图享乐的宫廷贵族对健康长寿的追求，借鉴元代以前，晋、唐、宋时期道教神仙养生思想与医家的抗衰延寿经验，专列“神仙服食”26方，除“神枕法”之外，其余25方皆为服食之方。天门冬、地黄、苍术、茯苓、远志、五加皮、松子、黄精、菖蒲、莲子等单味服食方，大多出自晋代葛洪的《抱朴子内篇》一书。葛洪认为“草木延年而已，非长生之药可知也”，“服金者寿如金”，“服玉者寿如玉”，草木易朽，金石永固，服食草木之药只能延年益寿，而服食金玉则可以长生不老。忽思慧并不赞成葛洪“贵金石而贱草木”“长生不老”的思想，根据其实践经验，所选服食方避开了金石丹药，均为平和补益的草木类药物。他认为神仙之道难致，养生之术才是根本，体现了忽思慧作为医者的谨慎态度，同时也反映了元朝时期医家已经深刻认识到了金石药物的毒性。

除单味本草服食方外，忽思慧还借鉴了唐宋医家的益寿抗衰经验，如“金髓煎”，与唐代孙思邈《备急千金要方》的“枸杞煎”组成与制法如出一辙；收录的补肾填精抗衰老方“铁瓮先生琼玉膏”，其组成、主治功效与修治方法与宋代方书《洪氏集验方》的记载完全一致。此外，忽思慧结合元朝统治者的饮食习性，创造了一些具有民族特色的抗衰益寿方，如“地仙煎”“牛髓膏子”，取蒙古族喜好的鲜牛奶和牛骨髓等食材与历代医家推崇的山药、地黄、黄精等益寿之品组合而成。

忽思慧继承了《黄帝内经》的养生理论和前人的养生实践，阐述了饮食养生、未病先防、保精养气、服食延寿的诸多内容。忽思慧的养生思想表明，养生不仅仅是一种方法，更是一种生活态度和生存理念，爱护生命，调养身心，存养生之心，得养生之法，行养生之事，若要达到“延永无疾”，一举一动，一饮一食皆须斟酌损益。

忽思慧延年方举隅

牛髓膏子（《饮膳正要》）

【组成】黄精膏五两、地黄膏三两、天门冬膏一两、牛骨头内取油二两。

【制剂与服法】上件，将黄精膏、地黄膏、天门冬膏与牛骨油一同不住手用银匙搅，令冷定和匀成膏。每日空心温酒调一匙头。

【功效】补精髓，壮筋骨，和血气，延年益寿。

地仙煎（《饮膳正要》）

【组成】山药一斤、杏仁一升，汤泡，去皮、尖；生牛奶子二升。

【制剂与服法】将杏仁研细，入牛奶子、山药，拌绞取汁，用新瓷瓶密封，汤煮一日。每日空心，酒调一匙头。

【功效】治腰膝疼痛，一切腹内冷病。令人颜色悦泽，骨髓坚固，行及奔马。

金髓煎（《饮膳正要》）

【组成】枸杞（不以多少，采红熟者）。

【制剂与服法】用无灰酒浸之，冬六日，夏三日，于沙盆内研令烂细，然后以布袋绞取汁，与前浸酒一同慢火熬成膏，于净瓷器内封贮，重汤煮之。每服一匙头，入酥油少许，温酒调下。

【功效】延年益寿，填精补髓。久服发白变黑，返老还童。

茯苓酒（《饮膳正要》）

【组成】茯苓、酒曲、糯米。

【制剂与服法】依法以茯苓酿酒。

【功效】仙方，治虚劳，壮筋骨，延年益寿。

五加皮酒（《饮膳正要》）

【组成】五加皮、酒曲、糯米。

【制剂与服法】五加皮浸酒，或依法酿酒。

【功效】治骨弱不能行走，久服壮筋骨，延年不老。“宁得一把五加，不用金玉满车。”春秋时鲁国国君鲁定公的母亲，单服五加酒，得以长寿。

明代医林状元龚廷贤的长寿之道

龚廷贤，字子才，江西金溪人，是明代著名的医学家，养生学家，生于明嘉靖元年（1522），卒于明万历四十七年（1619），享年97岁。龚廷贤出身于医学世家，其父龚信，字瑞芝，任职太医院，为明代御医，其从小受家父熏陶，爱好医学，虽曾幼攻举业，但屡试不中，转而随父学医，以“良医济世，功同良相”自励。

龚廷贤一生追求成为“心存仁义，博览群书，精通道艺”“博施济众”“不计其功，不谋其利”的“明医”，悬壶济世70余载，德艺双馨，医术精湛。游学河南期间，恰逢大梁（开封）疫病流行，龚廷贤据证创制二圣救苦丸，治愈了众多垂危患者，名噪中原。因治愈明藩王鲁王张妃臌胀病，被鲁王赞为“天下医之魁首”，并赠以题有“医林状元”的匾额。他临证之余，勤于著书立说，乐于传播医术，一生著述颇丰，其代表作《万病回春》和《寿世保元》流传最广，后经弟子传入日本，对日本汉方产生了深远的影响。

龚廷贤精研《黄帝内经》之经旨，亦博采各家之学说，他首推李东垣的脾胃学说，重视保护元气、调理脾胃。他对人体衰老机理多有阐述，强调保养元气、脾肾强健、气血调畅、颐神养性对延缓衰老的重要性，并创制了众多防治老年病和抗衰延年的方剂、方法等。

保养元气，可防百病

龚廷贤非常重视元气，人之一身，元气为本，保养元气，可防百病。他在《寿世保元·保生杂治》篇中曰："元气者，肾间动气也。右肾为命门，精神之所舍。爱惜保重，则荣卫周流，神力不竭，与天地同寿。"龚廷贤认为，元气是人体生命的原动力，由肾精所化，后天受脾胃化生气血的滋养。

《寿世保元·自叙》曰："余谬为《保元》云者，正欲保其元神，常为一身之主；保其元气，常为一身之辅。而后神固气完，百邪无能奸，百病无由作矣。"其著《寿世保元》的目的，即为保护人体之元神、元气，保元才可百病不生，保元才可寿世。元气虚弱则会变生诸多病证，如《寿世保元》曰："气虚而中（风）者，由元气虚而贼风袭之，则右半身不遂"；"劳伤者，过于劳役，耗损元气，脾胃虚衰，不任风寒，故昏冒也"；"咳嗽吐痰，失音声哑，此元气虚弱而致也"。（《寿世保元》）

龚廷贤在《万病回春》中阐述了元气虚损的原因："凡幼年被诱欲太早者，根本受伤及禀赋薄者，又斫丧之过，隐讳不敢实告，以致元气脾胃虚惫。"诱欲太早则损伤先天之本肾精肾气，或者先天禀赋薄弱，抑或后天劳役过度、饮食不节等因素均可导致元气亏虚。

元气衰败之后，诸症丛生，可见阴阳两虚的内伤虚损证候，如其在《济世全书》中曰："元气虚败，或遗精盗汗，神疲力怯，饮食不生肌肉，面白，五心发热，夏先畏热，冬又怕寒，腰疼膝重，头晕目眩……以上症见，虚损成矣。""饮食失节，损伤脾胃；劳役过度，耗散元气；脾胃损伤，元气衰剧，乃成内伤，诸病难治。"

针对此种情况，龚廷贤创方“益肾保元丹”，该方由生地黄、白茯苓、山茱萸、干山药、牡丹皮、菟丝子、楮实子、覆盆子、枸杞子、柏子仁组成，均为补肾填精之品，可见龚廷贤所谓元气虚惫之根本是由肾中之精亏损所致，并曰“急服此药大补元气，培填虚损之圣药也，其功难以尽述”。

疾病初愈，更应寡欲保养元气，龚廷贤于《寿世保元摄养》曰：“调理疾病，尤当慎于初愈之时。盖客火初退，不可犯触，当以惩忿为要。元气初还，不可有扰，当以寡欲为要。以此自持，日复一日，则客火益消，元气尽复，自壮盛矣。此真调摄之谓也。”

年老之人益寿延年之道，更应惜精养神，少思寡欲以保养元气，龚廷贤赋诗一首以示劝诫：“惜气存精更养神，少思寡欲勿劳心。食惟半饱无兼味，酒至三分莫过频。每把戏言多取笑，常含乐意莫生嗔。炎凉变诈都休问，任我逍遥过百春。”

延年却老，补益脾肾

龚廷贤认为衰老和疾病皆因“虚”，其在《鲁府禁方·补益》中曰：“万病之原，总归于虚。虚者，人不自慎而戕之也。盖饮食失节，损伤脾胃；劳役过度，耗散元气；思虑过度，损伤心血；房欲过度，耗伤肾水。此四者，人常犯之，虽智者慎之，亦难免无一伤也。”“夫人之生以肾为主，人之病多由肾虚而致。”

生命活动的正常有序运行和抵御外邪，均依赖肾精所化生元气的推动。其在《寿世保元·衰老论》中曰：“两肾之间，白膜之内，一点动气，大如箸头，鼓舞变化，开阖周身，熏蒸三焦，腐化水谷，外御六淫，内当万虑，昼夜无停。”

元气昼夜不停地运转，或加之日常调摄不周，势必造成元气日渐亏损，肾精肾气的虚损和偏衰，导致“神随物化，气逐神消，营卫告衰”，从而出现“七窍反常，啼号无泪，笑如雨流，鼻不嚏而涕，耳无声蝉鸣，吃食口干，寐则涎溢，溲不利而自遗，便不通而或泻……昼则对人瞌睡，夜则独卧惺惺”的衰老之征。

延缓衰老当以补肾为先，龚廷贤在其著作中载益寿抗衰方剂47首，多以扶助肾阳、敛阴填精为主。温补肾阳药多选用巴戟天、肉苁蓉、杜仲、菟丝子、补骨脂、狗脊、淫羊藿、续断等，填补肾精药多选用熟地黄、生地黄、枸杞、山药、天冬、麦冬等。此外，龚廷贤善用血肉有情之品，以补血肉有情之躯，从而求得更好的补益效果。如“五仁斑龙胶”，以鹿茸炼制鹿角胶，加入人参、天冬、麦冬、枸杞、牛膝等药末，“专治真阳元精内乏，以致胃气弱，下焦虚惫，及梦泄，自汗头眩，四肢无力。此胶能生精养血，益智宁神，顺畅三焦，培填五脏，补心肾，美颜色，却病延年，乃虚损中之圣药也”；“天真丸”以羊肉裹药，“入酒内煮，令肉烂如泥取出”，再入人参、黄芪等捣丸内服，取“生血补气、暖胃和脾、驻颜延寿”之效。

除了以方药补肾，龚廷贤提出“年高之人，血气既弱，觉阳事则盛，必慎而抑之”，“恣意极精不知惜，虚损生也”，“苟能爱惜节情，亦得长寿也”，节制房欲，保养肾精对老年人的健康长寿至关重要。

龚廷贤深受李东垣脾胃论的影响，认为脾胃为后天之本，五脏六腑与元气均依赖脾胃之气的滋养。《寿世保元·甲集一卷·脾胃论》曰：“夫脾胃者，仓廪之官也，属土以滋众脏，安谷以济百骸……人之一元，三焦之气，五脏六腑之脉，统宗于胃，故人以胃气为本也。”并提出“凡年老之人，当以养元气，健脾胃为主”。

“善用药者，必以胃药助之”，龚廷贤益寿抗衰方剂中，多配伍健脾和胃、理气助运之品，以防滋养阴血之品阻碍气机，以维持脾胃功能健运、后天化源充足，荣养脏腑、滋充先天，起养生益寿、延缓衰老的作用。如以人参、茯苓、白术等益气健脾，以陈皮、砂仁、豆蔻、木香等理气助运，或以糯米、陈仓米、莲子、芡实、山药等食药两用之品，制成点心，令人常服以滋养脾胃。龚廷贤对“阳春白雪糕”极为推崇，称“每日三餐，不可缺此糕也，王道之品，最益老人”，“男妇小儿，任意取食，妙不可言”。龚氏还提出“四时宜制理气健脾之药”，以养气血，而臻长寿。除了服用健脾方药，还指导老年人的日常饮食习惯应“饮食无论四时，常令温暖，夏月伏阴，暖食尤宜，不欲苦饱，大饮则气暴逆”，“饮温暖而戒寒凉，食细软而远生硬，务须减少，频频慢餐，不习贪多，慌慌大咽”。说明脾胃是后天之本，气血化生之源，应该时时顾护，若不能规律饮食，则损伤脾胃，伤及元气，加速衰老。

人之气血，贵在流通

龚廷贤曰：“阴阳相贯，血荣气卫，常相流通，何病之有？”虽然龚氏认为“虚”是衰老和疾病的根本原因，同时也提出老年人“脉络壅涩”，多伴有气滞、痰凝、血瘀，气血窒碍不通，强调延缓衰老应注意通瘀导滞，流通气血。

《寿世保元·血气论》曰：“所以全性命者，气与血也。血气者，乃人身之根本乎”，“心为血之主，肝为血之藏，肺为气之主，肾为气之藏”，气血为人身之根本，主要作用是长养经络百骸，滋养五脏六腑。其化生离不开脾胃的作用，其流通依赖心、肝、脾、肺、肾功能的协调，脏腑功能衰退，可致气血流通受阻，窒碍则百病生。

龚廷贤抗衰老诸方，虽以补肾填精、温阳益气、荣养脏腑为主，在方剂的配伍中无时不注意寓疏于补，使补而不滞、畅通气血。方中常配伍理气行气、调畅气机、活血化瘀、祛湿化痰之品，如以木香、砂仁、丁香、陈皮理气助运，以杏仁、牛膝调畅气机升降，以当归、白芍、乳香、没药活血化瘀，以茯苓、白术、泽泻、木通祛湿化痰等。

气为血之帅，气行则血行。龚廷贤提出“人之一身，调气为上”，流通气血，首先应调气，其自创呼吸静功，调畅气机以通郁滞。龚氏曰：“人生以气为本，以息为元……一呼则百脉皆开，一吸则百脉皆阖，天地化工流行，亦不出呼吸二字。人呼吸常在于心肾之间，则血气自顺，元气自固，七情不炽，百病不治自消矣。”具体操作方法如下：“每子午卯酉时，静室中，厚褥铺于榻上，盘脚大坐，瞑目视脐，以绵塞耳，心绝念虑，以意随呼吸，一往一来，上下于心肾之间，勿亟勿徐，任其自然。坐一炷香后，觉得口鼻之气，似无出入，然后缓缓伸脚开目，去耳塞，下榻行数步，又偃仰榻上，少睡片时，起来啜淡粥半碗，不可作劳恼怒，以损静功。每日能专心依法行之，两月之后，自见功效。”通过呼吸运动，可以调畅气血，宣导郁滞，静心强身。该呼吸法简单易行，非常适合老年或体弱之人日常操练，长期坚持，必见功效。

调神养性，延缓衰老

人的精神活动以五脏精气为物质基础，七情过度也会影响五脏的功能，引起气机紊乱、气血失调，从而加速衰老。调神养性、舒畅情志，是延缓衰老的重要手段。龚廷贤对此有深刻的认识，撰《延年良箴》详细介绍了调神养性，延缓衰老，以达长寿的方法。

《延年良箴》曰："四时顺摄，晨昏护持，可以延年；三光知敬，雷雨知畏，可以延年；孝友无间，礼义自闲，可以延年；谦和辞让，损己利人，可以延年；物来顺应，事过心宁，可以延年；人我两忘，勿竞炎热，可以延年；口勿妄言，意勿妄想，可以延年；勿为无益，常慎有损，可以延年；行住量力，勿为劳形，可以延年；坐卧顺时，勿令身怠，可以延年；悲哀喜乐，勿令过情，可以延年；爱憎得失，揆之以义，可以延年；寒温适体，勿侈华艳，可以延年；动止有常，言谈有节，可以延年；呼吸清和，安神闺房，可以延年；静习莲宗，礼敬贝训，可以延年；诗书悦心，山林逸兴，可以延年；儿孙孝养，僮仆顺承，可以延年；身心安逸，四大闲散，可以延年；积有善功，常存阴德，可以延年；救苦度厄，济困扶危，可以延年。"（《寿世保元·卷四·论老人》）

综上，龚廷贤认为衰老主要与元气盛衰、肾气盛衰、脾胃功能、气血是否调畅及精神情志密切相关，延缓衰老须保养元气、补肾健脾、调畅气血、调神养性。龚廷贤身体力行实践中医的益寿延衰之道，得以健康长寿，享年 97 岁，是名副其实的寿星。

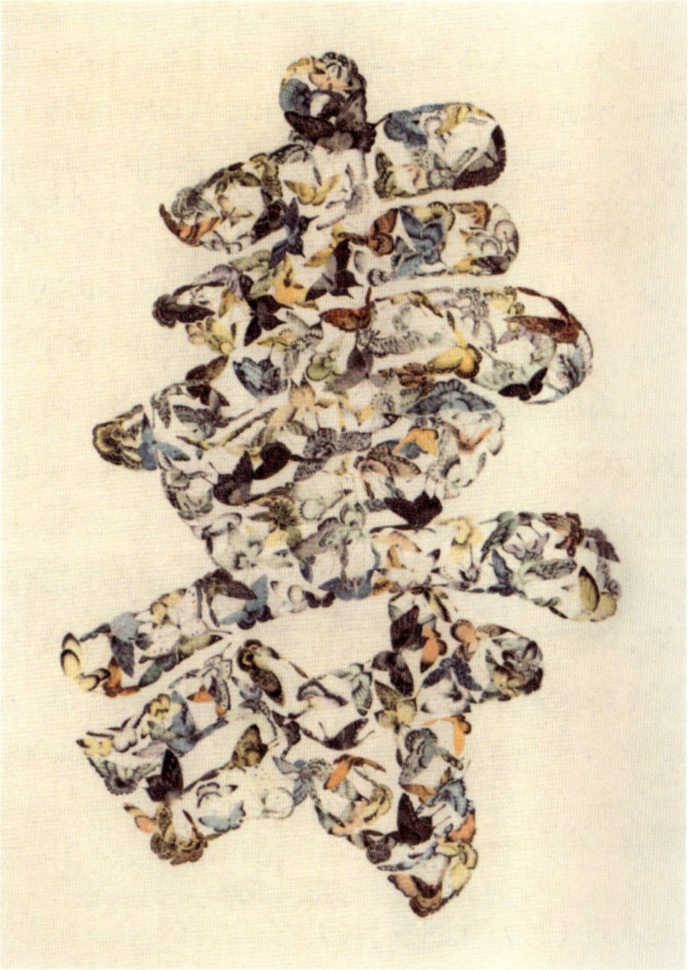

清 佚名 百蝶寿字图轴

龚廷贤延年方举隅

延龄固本丹（《万病回春》）

【组成】天门冬（水泡，去心）、麦门冬（水泡，去心）、生地黄（酒洗）、熟地黄（酒蒸）、山药、牛膝（去芦、酒洗）、杜仲（去皮，姜酒炒）、巴戟（酒浸，去心）、五味子、枸杞子、山茱萸（酒蒸，去核）、白茯苓（去皮）、人参、木香、柏子仁各二两，老川椒、石菖蒲、远志（甘草水泡，去心）、泽泻各一两，肉苁蓉（酒洗）四两，覆盆子、车前子、菟丝子（酒炒烂捣成饼，焙干）、地骨皮各一两半，妇人加当归（酒洗）、赤石脂（煨）各一两。

【制剂与服法】上为细末，好酒打稀面糊为丸，如梧桐子大。每服八十丸，空心温酒送下。

【功效】治五劳七伤、诸虚百损，颜色衰朽、形体羸瘦，中年阳事不举、精神短少，未至五旬须发先白；并左瘫右痪、步履艰辛、腰膝疼痛，小肠疝气，妇人久无子息，下元虚冷。服至半月，阳事雄壮；至一月，颜如童子，目视十里，小便清滑；服至三月，白发返黑。久服，神气不衰，身轻体健，可升仙位。

长生固本方（《万病回春》）

【组成】人参、甘枸杞子、怀山药、辽五味子、天门冬（水润去心）、麦门冬（水润去心）、怀生地黄、怀熟地黄各二两。

【制剂与服法】上锉片，用生绢盛之，煮酒三十斤，以箬封坛口，放锅内水煮，坛水不过坛口，以米百粒放箬叶上，候气熏蒸米熟，住火，埋土出火毒饮之。

【功效】此药甚平和，治劳疾，补虚弱，乌须发，久服面如童子。忌萝卜、葱蒜，食之与地黄相反，令人易白发，肉面不忌，亦忌绿豆饭。

扶桑至宝丹（《寿世保元》）

【组成】嫩桑叶、黑芝麻、蜂蜜。

【制剂与服法】嫩桑叶十斤，洗以长流之水，摘去其蒂，曝于日中，以干为度，复取巨胜子为臣，炼蜜为丸，如梧桐子大，日服两次，约可百丸，白开水下。

【功效】三月之后，体生瘆粟，此是药力所行，慎勿惊畏，旋则遍体光洁，如凝脂然。服至半年之后，精力转生，诸病不作。久服不已，自登上寿。老人服之，步健眼明，须发返黑，又能消痰生津，补髓添精，功效不细。

阳春白雪糕（《寿世保元》）

【组成】白茯苓（去皮）、淮山药、芡实仁、莲子肉（去皮心）各四两，共为细末；陈仓米半升；糯米半升；白砂糖一斤半。

【制剂与服法】先将药米二味用麻布袋盛，放甑内，蒸极熟，取出，放簸箕内，却入白砂糖，同搅极匀，揉作一块，用小木印印作饼子，晒干，收贮。

【功效】养元气，健脾胃，生肌肉，润肌肤，益气秘精，安神定志，壮筋力，养心神，进饮食之上品也，又治虚劳瘦怯、泄泻腹胀、肿满喘嗽等症。男妇小儿，任意取食，妙不可言。凡老年之人，当以养元气、健脾胃为主，每日三餐，不可缺此糕也。

王道之品，最益老人。

经验乌须酒（《万病回春》）

【组成】枸杞子、生地黄、酒。

【制剂与服法】每年冬十月壬癸日，面东采摘红肥大枸杞十二升捣破，同好无灰细酒二斤，同盛于瓷瓶内浸二十一日足开封，添生地黄汁三升搅匀，却以纸三层封其口。俱至立春前三十日开瓶，空心热饮一杯。至立春后，髭须都黑。勿食芜菁葱蒜，服之见效，若年年服之，耐老轻身无比也。

【功效】能变白为黑，身轻体健，其功不能尽述。

彭真人还寿丹（《万病回春》）

【组成】大辰砂（研细，水飞过）一两、补骨脂（酒浸炒）二两、核桃仁（去皮炒，捶去油）四两、杜仲（姜酒炒）二两、牛膝（去芦，酒洗）一两、天门冬（去心）一两、麦门冬（去心）一两、生地黄（酒洗）二两、熟地黄二两、当归（酒洗）一两、白茯苓（去皮为末，水飞晒干，人乳浸再晒）一两、川芎一两、远志（甘草水泡，去心）一两、石菖蒲（去毛，盐水浸）一两、巴戟（酒浸去梗）一两、白茯神（去皮木，同煎，茯苓一样制）一两、青盐一两、黄柏（盐水炒）二两、小茴香（盐水炒）一两、知母（酒炒，去毛）二两、川椒（微炒去子、去白隔）四两、乳香（箬炙）一两、楝参一两、黄精（米泔水煮一沸，拣去烂的，竹刀切片晒干，却用旱莲十四两、生姜汁二两、各取自然汁，并酒三味，停兑熬膏，浸黄精半日，炒苍色）四两、何首乌（瓜瓣形，内无花者足赤、白二种停以捶碎，煮于黑豆水上，九蒸九晒，再用人乳浸透晒干）四两。

【制剂与服法】上为末，炼蜜为丸，如梧桐子大。每服七十丸，空心，盐汤或酒送下。一方加山茱萸、枸杞子、菟丝子、山药、柏子仁各一两，尤效。

【功效】补心生血、滋肾壮阳、黑须发、润肌肤、延年益寿、种子。

清代养生家曹廷栋的自养长寿之道

曹廷栋(1699—1785)，字楷人，浙江嘉善人，是清代著名的养生学家。其生于清圣祖康熙三十八年，卒于高宗乾隆五十年，享年86岁。少嗜学工诗，中年后，绝意进取。因其为母祝寿，于所居累土为山，环植花木，名之曰慈山，故自号慈山居士。

曹廷栋因“幼有羸疾，俗所谓童子痨”，所以颇留意于养生之学，其秉承《黄帝内经》的养生思想，广泛采纳历代养生家之言，并亲身实践，于晚年著《老老恒言》，自记其养生之道。《老老恒言》因其切近实用的养生方法而广为人们所喜爱，被推崇为老人养生宝典。

起居寝食，自养其老

曹廷栋秉承《黄帝内经》的养生思想，广泛采纳历代养生家之言，并亲身实践，提出养生之道浅近易行，不过是顺四时，避寒暑，慎起居，节饮食，适身体，于日常起居寝食的琐碎中，多留心体悟。

曹廷栋认为养生之事，并无秘密可言，不过日常生活而已，在其著作《老老恒言》自序中引宋代诗人张耒所言："大抵养生求安乐，亦无深远难知之事，不过起居寝食之间尔"，指出"食取称意，衣取适体，即是养生之妙药"。养生防病涉及生活中的方方面面，均应留心注意，曹廷栋对于安寝、晨兴、盥洗、饮食、食物、散步、昼卧、夜坐、燕居、省心、见客、出门、防疾、慎药、消遣、导引等起居动定之宜，进行了详细的论述。如《老老恒言·饮食》曰："食物之冷热，当顺乎时之自然。然过冷宁过热，如夏日伏阴在内，热食得有微汗亦妙。《内经》曰：'夏暑汗不出者，秋成风疟。'汗由气化，乃表里通塞之验也。""夏至以后，秋分以前，外则暑阳渐炽，内则微阴初生，最当调停脾胃，勿进肥浓……瓜果生冷诸物亦当慎，胃喜暖，暖则散，冷则凝，凝则胃先受伤，脾即不运。"强调饮食宜顺四时，夏日宜食热食以微汗出，防秋季生风疟病患；夏至以后，虽然暑热炽盛，但自然界阳气由盛转衰，阴气初生，进食水果生冷食物宜慎重，防止脾胃受伤，纳运失调。曹氏对于书室、书几、坐榻、杖、衣、帽、带、袜、鞋、杂器、卧房、床、帐、枕、席、被、褥、便器等居处常用之物的选择和制作，主张舒适实用，如《老老恒言·鞋》曰："鞋取宽紧恰当……老年家居宜宽，使足与鞋相忘，方能稳适"；《老老恒言·枕》曰："囊枕之物，乃制枕之要，菉豆皮可清热，微嫌质重；茶叶可除烦，恐易成末；惟通草为佳妙，轻松和软，不蔽耳聪"；"勿置香花于内，以致透脑"。生活常用之品的选择要适应自身养生的需要，切合实用，非常值得现代人借鉴。

曹廷栋提出老年人应"自老其老"，即自养其老，以自养自乐的精神状态积极看待“生老病死”之事，保全自身。曹氏于《老老恒言·序》中曰：“嗣孙应谷，年甫弱龄，未能老吾之老，并不知吾之老”，其孙子尚年幼，没有能力“老吾之老”，只能“自知其老，自老其老”。曹廷栋广征博采，兼收并蓄，对林林总总的养生学说亲力亲为，以验得失。正如《老老恒言·卷四》后附记所言：“予著是书，于客岁病余，以此为消遣。时气怯体羸，加意作调养法。有出诸臆见者，有本诸前人者，有得诸听闻者，酌而录之。即循而行之，讫今秋，精力始渐可支。大抵病后欲冀复元，少年以日计，中年以月计，至老年则以岁计。汲汲求其效，无妙术也。兹书四卷，以次就竣，因以身自体验者，随笔录记。”

曹廷栋“自养其老”，只在“饮食起居”四字上下功夫，《老老恒言·燕居》中曰：“寒暖饥饱，起居之常。惟常也，往往易于疏纵。自当随时审量，衣可加即加，勿以薄寒而少耐；食可置即置，勿以悦口而少贪。”曹廷栋曰：“寿为五福之首，既得称老，亦可云寿，更复食饱衣暖，优游杖履，其获福亦厚矣。人世间境遇何常，进一步想，终无尽时；退一步想，自有余乐。”强调老年人“自养其老”，更应知足，保持平和心态。曹氏并指出“养生之道，惟贵自然，不可纤毫着意，知此思过半矣”，而对于异端邪说，旁门左道，则毫不留情地批判。

静以养心，动以养形

曹廷栋认为“养静为摄生首务”，养静之法，首当静心。“心者神之舍，目者神之牖。目之所至，心亦至焉”；“心之神发于目，肾之精发于耳”；“五官之司，俱属阳火，精髓血脉，则阴精也，阴足乃克济阳”。五官的功能均属阳，视、听、言、嗅等功能的发挥均以阴精和阴血为物质基础，过多的视听言说均会耗伤阴精。《黄帝内经》曰：“阴精所奉其人寿，阳精所降其人夭。”人体阴精亏损不足以制阳，则立见枯竭而夭亡，况且人体衰老伴有阴精的衰损，“人年四十，阴气自半也”。曹廷栋强调，不求多事累心，静以养心，养静可以涵养阴精而延寿，并引用《冲虚经》曰：“务外游，不如务内观”，《道德经》曰：“不见可欲，使心不乱。”曹氏认为“少视听，寡言笑，俱足宁心养神，即却病良方也”。

静以养心，是应戒杂、戒劳，静养心神，并非心无所用，曹廷栋指出“心不可无所用，非必如槁木、如死灰，方为养生之道”。其在《老老恒言·消遣》中，详细记载了老年人静以养心，消遣怡情，安享晚年的方法。如可以读书遣闲，“学不因老而废，流览书册，正可借以遣闲”；可以写字作画，“笔墨挥洒，最是乐事，素善书画者，兴到时，不妨偶一为之”；可以观棋听琴，“幽窗邃室，观弈听琴，亦足以消永昼”；可以赏玩花木，“院中植花木数十本，不求名种异卉，四时不绝便佳，呼童灌溉，可为日课，玩其生意，伺其开落，悦目赏心，无过于是”；可以观鱼听鸟，“鹤，野鸟也，性却闲静，园圃宽阔之所即可畜。去来饮啄，任其自如，对之可使躁气顿蠲”，“阶前大缸贮水，养金鱼数尾，浮沉旋绕于中，非必池沼，然后可观。闲伫时观鱼之乐，即乐鱼之乐。既足怡情，兼堪清目”。

动以养形，曹廷栋认为适当的活动和导引可以流通血脉，保养形体，起到却病延年的目的。他认为：“拂尘涤砚，焚香烹茶，插瓶花，上帘钩，事事不妨身亲之，使时有小劳，筋骸血脉，乃不凝滞。所谓流水不腐户枢不蠹也。”拂尘、涤砚等较轻家务，

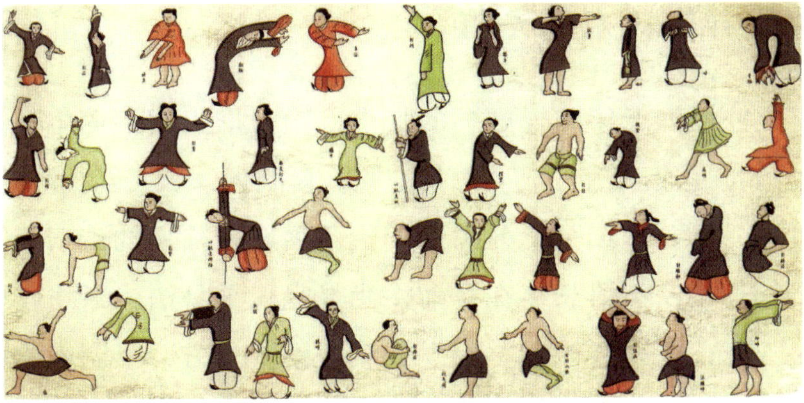

汉 马王堆导引图

以及焚香、烹茶、插花等雅事，老年人力所能及之事，应亲力亲为，不仅能活动筋骨、调畅气血、疏通筋脉，还能怡情养性，有益健康。

曹廷栋强调“动而不妄动”，散步和导引，动作和缓，是非常适合老年人的运动强身方法。《老老恒言·散步》曰：“坐久则络脉滞，居常无所事，即于室内，时时缓步，盘旋数十匝，使筋骸活动，络脉乃得流通。”《老老恒言·导引》曰：“导引之法甚多，如八段锦、华佗五禽戏、娑罗门十二法、天竺按摩诀之类，不过宣畅气血，展舒筋骸，有益无损”，并选择了老年人方便操练的卧功、立功、坐功予以推荐。如：“仰卧，伸两足，竖足趾，伸两臂，伸十指，俱着力向下，左右连身牵动数遍”；“正立，两手叉向后，举左足空掉数遍；掉右足同，轮流行”；“趺坐，擦热两掌，作洗面状，眼眶、鼻梁、耳根，各处周到，面觉微热为度”。动作虽简单易行，却可宣畅气血，展舒筋骸。

糜粥养生，未病先防

曹廷栋根据老年脾胃虚弱的特点，十分推崇糜粥养生，提出“粥能益人，老年尤宜”，“每日空腹，食淡粥一瓯，能推陈致新，生津快胃，所益非细”，并引用宋代著名诗人陆游的诗曰：“世人个个学长年，不悟长年在目前，我得宛丘平易法，只将食粥致神仙。”曹氏撰《粥谱说》一卷，载药粥 114 方，“调养治疾，二者兼具”，用以“备老年之颐养”。如莲米粥、芡实粥、赤小豆粥、藕粥、杏仁粥、胡桃粥、菊花粥、枸杞叶粥、薄荷粥、茯苓粥、大枣粥、龙眼肉粥、地黄粥、莱菔子粥、麦门冬粥、葱白粥、羊肝粥、鲤鱼粥等，用于老年人健脾益肾，治疗老年常见病症。曹氏认为药与粥合，可使药性“峻厉者缓其力”，“和平者倍其功”，“此粥之所以妙而神欤”。

曹廷栋对药粥的制作论述非常详细，需注意择米、择水、火候、食候等。把择米放在第一曰：“米用粳，以香稻为最，晚稻性软亦可，早稻次之，陈廪米则欠腻滑矣，秋谷新凿者香气足。脱谷久，渐有故气，须以谷悬通风处，随时凿用；或用炒白米，或用焦锅巴，腻滑不足，香燥之气，能去湿开胃。”择水第二曰：“水类不一，取煮失宜，能使粥味俱变。”煮粥用水要一次添足，中途不要因水少而临时再添水，这样“方得正味”。火候第三曰：“煮粥以成糜为度，火候未到，气味不足，火候太过，气味遂减。”曹氏强调掌握食候也很重要，“就调养而论，粥宜空心食，或作晚餐亦可，但勿再食他物，加于食粥后”，空腹服用，可以增强药粥的食疗效果，不再食用其他食物，可以专收补益之功。根据四季气候特点和应季食材，选用春夏秋冬适合的药粥，如夏季暑热盛，易患消渴、泻痢等症，“荷鼻粥”为荷叶蒂与米煮成的粥，清香可口，具有“生发元气，助脾胃，止渴、止痢、固精”之功。

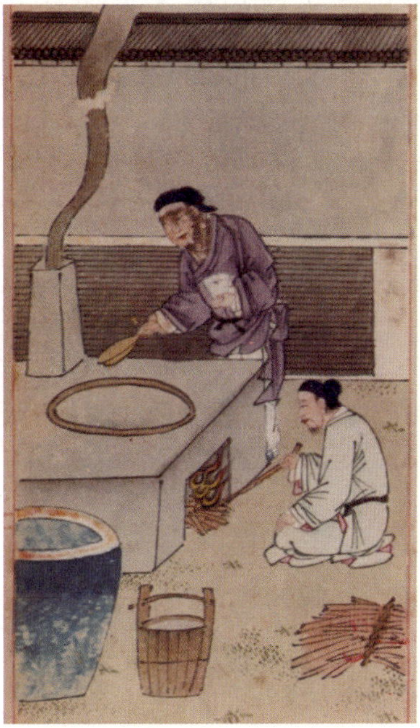

明 食物本草之热汤图

老年之人，真气耗竭，生理功能衰退，大多患有慢性疾病，而且大多牙齿松动，咀嚼困难，胃肠消化吸收能力降低。曹氏推崇的糜粥养生法，非常适合老年之人，经常服食药粥，不仅能扶助正气、预防疾病，还能辅助治疗慢性疾病，确能起到补益抗老、益寿延年的效果。

曹廷栋还主张未病先防，既病注重食疗，慎用丹药。曹氏提出“以方药治未病，不若以起居饮食调摄于未病”。即使老年偶患小病，应首先饮食调理，使腹常空虚，则经络易于转运，元气易于恢复，则疾病自愈。例如病中食粥，宜淡食，清火利水，能使五脏安和。

“风者百病之长也”（《素问·风论》），曹廷栋处处留意避风防疾，如《防疾》篇曰：“五脏俞穴，皆会于背，夏热时，有命童仆扇风者，风必及之，则风且入脏，贻患非细，有汗时尤甚。纵不免挥扇，手自挥动，仅及于面，犹之御风而行，俱为可受”，“慎毋以风微而少耐之”。《盥洗》篇曰：“浴后当风，腠理开，风易感，感而即发，仅在皮毛，则为寒热，积久入里，患甚大，故风本宜避，浴后尤宜避，《论语》‘浴乎沂，风乎舞雩’，狂士不过借以言志，暮春非浴之时，况复当风耶？”风易伤人，浴后腠理大开，宜避风；

“脑后为风门穴，脊梁第三节为肺俞穴，易于受风”，宜常遮护；《坐榻》篇曰：“安置坐榻，如不着墙壁，风从后来，即为贼风”，宜置屏风于榻后防贼风伤人。

综上，曹廷栋“幼有羸疾，俗所谓童子痨”，可见其先天禀赋并无高人之处。但曹氏以羸弱之躯，享寿近九旬，用一生实践，证明了其养生学说的可行性、可信性，可见养生只要在日常药食调养、起居、心态上下功夫足矣。

施今墨的抗衰老学说与对药验方（益肾强身丸、防衰益寿丸）

延年之道

施今墨（1881—1969）是我国现代誉满京华的四大名医之一，也是我国现代著名的中医学家、教育家、养生学家。

施先生医理纯熟，医术精湛，医德高尚，为世人所敬仰。他曾为多位党和国家领导人以及各界名流疗疾保健，并治愈了许多患者的疑难重症，活人无数。

在临床治疗中，施今墨首创辨病与辨证相结合的治疗方法，崇尚脾胃学说，重视先后天之本，组方用药精于配伍，创制“施今墨对药”。施老毕生致力于中医事业的发展，提倡中西医结合，力主通过“编书、办医院、开学校”三条途径复兴中医，并自筹资金创办了华北国医学院，培养了一大批中医人才。

生命追肥，抗老返青

施今墨晚年致力于抗衰防老的研究，根据其临床经验，提出了延缓衰老“追肥”之说。他认为：“抗老返青，必须采取如农业追肥的方式，补养自身新生的机能，主要在补固精气，保护脏腑。只要精气不散，脏腑不损，天年未尽，便无死理。即便生机已尽，也可无病而逝。”[80]“夫精者，生之本也”（《素问·金匮真言论》），五脏之精是生身之本，人体各种功能的强弱，皆取决于精的盛衰。“然精极者，五脏六腑之气衰，形体皆极，眼视无明，齿焦发落，体重耳聋，行履不正”（宋代《济生方》）。“人可保命者，可惜者身，最重者精。肝精不固，目眩无光；肺精不交，肌肉消瘦；肾精不固，神气减少；脾精不坚，齿发浮落”（明代《遵生八笺》）。古代医家论述了人体五脏之精虚损不足，可表现出的各种衰老征象。机体随增龄变化，五脏精气日损，施老紧抓衰老的这一主要机理，采用填精补虚法，并形象地比喻为给生命“追肥”，以达到抗老返青的目的。

对药并施，平调阴阳

“阴平阳秘，精神乃治”（《素问·阴阳应象大论》），在增龄过程中出现的阴阳失调必然导致体内各种平衡状态被打破，这也是早衰和疾病发生的重要机制。人在幼儿时期为稚阴稚阳，进入性成熟期后，首先出现的衰老表现是体力减退的气虚证候，

[80]高益民.施今墨的经典方药——益肾强身丸、防衰益寿丸[J].首都医药,2005(07):37-53.

女性在“五七”（35岁）之后，逐步呈现气阴（血）两虚或阴虚阳亢的表现，男性在“五八”（40岁）之后，逐渐呈现阳气不足的表现，70岁以上人群，主要表现为阴阳两衰，进一步加速衰老的进程，以致大多数人难以达到“天年”。“谨察阴阳所在而调之，以平为期”（《素问·至真要大论》），施老深悟《黄帝内经》调节阴阳之大法，精于辨证，善于用药。他常说：“临证如临阵，用药如用兵。必须明辨证候，详慎组方，灵活用药。不知医理，即难辨证；辨证不明，无从立法；遂致堆砌药味，杂乱无章。”

施老根据自身临床经验，并汲取历代医家之所长，自创抗衰老验方：益肾强身丸与防衰益寿丸。以“对药”的形式配合早晚分服，晨服益肾强身丸，益肾填精，补气养血；晚服防衰益寿丸，滋阴助阳，培元固本，协同补益五脏六腑，经过临床检验和科学试验证明，确有良效。

益肾强身丸（又称抗老延年丸、补固精气方）

【解说】以熟地、紫河车、黄精、制何首乌为君药。其中熟地味甘，性温，归肝、肾经，既能填精补髓，又能滋阴养血，《本草纲目》载：“熟地填骨髓，长肌肉，生精血，补五脏内伤不足。”紫河车味甘、咸，性温，归肺、肝、肾经，紫河车为血肉有情之品，功能补气养血益精，性温而不燥，亦可缓和助阳。黄精味甘，性平，归脾、肺、肾经，能补益脾阴，兼有润肺燥，益肾精之功。何首乌味苦、甘、涩，性微温，归肝、肾经，制用补益精血，收敛精气，补而不腻。上四味同伍为君药，突出本方益肾填精、补气养血之功，适用于腰酸腿软、脑力减退、失眠健忘、全身乏力、须发早白等症。黄芪、茯苓、山药为臣药，味甘，性温，益气健脾，同时还具有培土生金补肺之功，侧重于补后天以养先天，益气固本。核桃仁、黑芝麻、黑豆，补益肝肾，益精血，又可润燥通便，对于津液不足、肠燥便秘者用之相宜。天冬、麦冬、玄参生津润燥，清养肺、胃、肾之阴，并能滋阴降火，反佐全方，以防温补太过，共为佐药。芡实既能辅佐山药补益脾气，又能辅佐补肾之品补肾固精；侧柏叶辅佐制何首乌用于肝肾不足的须发早白之症。珍珠、龙骨、琥珀镇心安神、行血散瘀，用于肝肾阴虚、虚阳浮越所致的失眠健忘、脑力减退、头晕目眩等症。

全方具有滋而不腻、补而不燥的特点，通过补固精气，保护脏腑，以延缓衰老，提高生命质量。

防衰益寿丸（又称保护脏腑方）

【解说】人参、熟地、鹿角、冬虫夏草为君药。人参大补元气，又可益气生血、生津；熟地生精补髓，滋阴养血为填精固本之要药；鹿角补肾阳，强筋骨；冬虫夏草既补肺阴，又益肾阳，为阴阳双补之佳品。四味君药，突出阴阳双补、培元固本的主要功能。龟甲滋阴清热、潜阳；山茱萸补益肝肾，滋养精血，固摄下元；枸杞子为滋补肝肾、明目之佳品；生地滋阴清热，凉血活血；黄芪、党参、白术、茯苓、山药健脾益气，升阳固表以抵御外邪；菟丝子既能温助肾阳，又能补益肾精；女贞子、墨旱莲组成补肝肾、益阴血的二至丸。上药共为臣药，加强君药滋补肝肾、养血补心、固摄下元之功。龙眼肉补心脾，益气血；石菖蒲、远志安神定志，交通心肾，开窍醒神；鹿筋、海参、阿胶、鱼鳔、淡菜、银耳等均为滋补类药食共用之品，可滋肾润肺，益精血；丹参、三七活血通经，去瘀生新；柴胡、枳壳、沉香、陈皮，调畅气机，疏通郁滞，并能理气健脾，助脾胃运化，防补益壅滞之弊，共为佐药。小剂量牛黄、黄芩、黄连、黄柏，清心开窍、清热、燥湿、解毒，反佐君臣之药，以防温补助火之弊。大枣、甘草补脾益气生血，调和诸药，共为佐、使。全方配合，共奏滋阴助阳、培元固本之功，用于脏腑机能衰退、气血阴阳俱损。

本方为施今墨通过实践总结的经验方，全方由59味药物组成，药味多而不杂乱，体现了施老大剂布阵遣药、丝丝入扣的驾驭之功力。全方配伍可称为善补阴者，从阳补阴；善补阳者，从阴补阳；阴阳双调，培元固本，适用于气血阴阳亏虚、阳虚为主所致的早衰人群。

20世纪50年代初，施今墨先生按照上方配制丸药，分赠给何香凝、朱蕴山、王季范、李根源、熊瑾玎、仇鳌、张钫、冯友兰、孙伏园等20余位耆老试用，服用半年后，试服者一致反映精力充沛，睡眠安稳，食欲好转，二便通畅。其服用方法，宜从小剂量开始，坚持长期服用，根据个人体质逐渐增量，可避免因剂量过大，出现虚不受补上火的情况。**据此，施老在1959年的中国人民政治协商会议第三届全国委员会第一次会议上，做了《关于抗老强身的科学根据、社会基础和医药方案》的发言，提出“关于保护老年人健康”的提案，体现了施老对于抗衰老与防治老年病紧密关系认识的前瞻性。**

现代药理研究与临床评价

20世纪80年代，北京同仁医院、北京大学、北京同仁堂制药厂等单位对益肾强身丸和防衰益寿丸进行药理和临床研究表明：两药对小鼠有抗疲劳、耐缺氧、升高血红蛋白和令胸腺增重的作

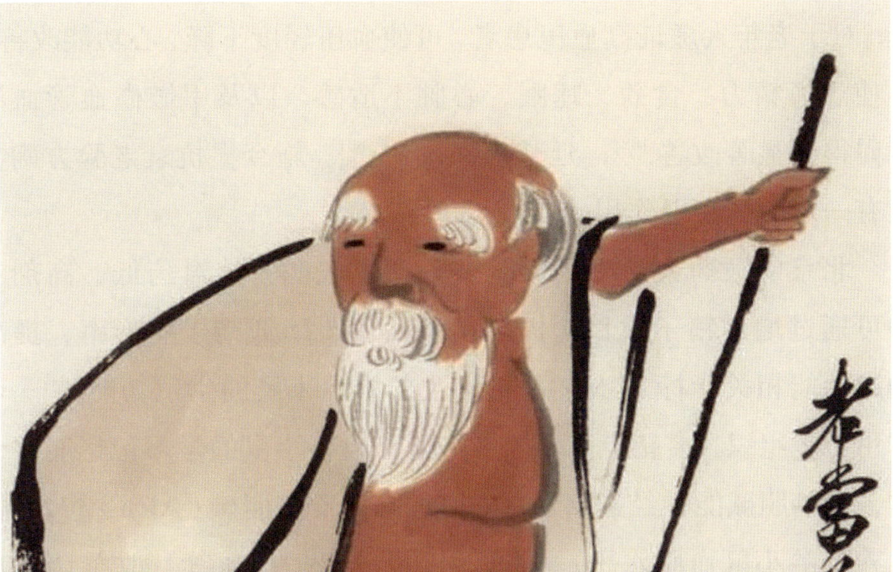

齐白石 老当益壮

用[81]；对老年期气虚证患者的心缩间期及超声心电图检查异常参数有明显改善作用；不仅可使心脏症状改善，而且椎基底动脉供血不足现象也显著减轻；同时可使血胆固醇和 β-脂蛋白明显下降；对于老年人虚证高血压患者，可使血压轻度下降，心功能改善；可使患者精力、食欲、睡眠、心脏不适感，以及甲皱微血管血流障碍得到显著改善[82]；延长果蝇寿命[83]。施今墨抗衰老验方确实具有一定的抗衰老作用。

北京中医药大学中药学院药理研究表明：该对药低、高剂量均可通过增加精子数目、提高精子活率、降低精子畸形率、提高勃起功能相关指标 cGMP 水平，改善雄性小鼠的生殖功能[84]。可作用于多组织、多靶点，调控多条通路改善小鼠的学习记忆能力，改善大脑胆碱能神经通路功能，增加脑内乙酰胆碱（ACh）的含量，改善老龄小鼠血脂水平；通过活性成分保护脑血管，改善认知功能，发挥抗衰老作用[85]。

北京同仁堂对施今墨先生的抗衰老验方，进行二次开发，研制成一对中成药。上市以来，对 26 省市 1089 例服用者进行社会性考察，统计分析表明，总有效率为 77.46%，涉及病症 39 种，主要为高血压、冠心病、高脂血症、糖尿病、亚健康状态等慢性病，

---

[81]靳桂贞，潘雪.抗老延年丸，防衰益寿丸的药理作用[J].北京医药.1990,(4):36-40.

[82]袁申元，倪惠兰，潘素芳，刘诚仪，朱良湘，沈彤，宋玉琦.从微循环的角度探讨抗老防衰中药对老年虚证患者的作用[J].北京中医，1988(04):47-48.

[83]戴尧仁，高崇明，田清涞，殷莹.施今墨抗衰老方制备液对小鼠脑和肝B型单胺氧化酶活性及果蝇寿命的影响[J].中西医结合杂志，1987(04):224-225+197-198.

[84]黄芷棋，宁一博，贺润铖，孙建宁，董世芬.益肾强身丸和防衰益寿丸改善小鼠生殖功能研究[J].中南药学，2021,19(11):2275-2279.

[85]贺润铖，宁一博，黄芷棋，董世芬.基于网络药理学探究防衰益寿丸抗衰老作用及实验验证[J].世界科学技术-中医药现代化，2021,23(11):4117-4132.

着眼于整体机能的调节。不良反应主要表现为口干、牙痛、头痛等上火症状，此与药证不符有关，停药或减量服用后基本消失[86]。本品偏于温补，主要针对阳虚证候，至于内热盛或湿热内蕴、阴虚火旺、真热假寒或寒热夹杂等均为慎用或禁用范围。

经试验和临床科学研究表明，施今墨先生的抗衰老验方：益肾强身丸和防衰益寿丸，可用于延缓衰老和治疗老化相关性疾病、代谢综合征，以及亚健康早期干预等属于气血两虚或阴阳两虚证者。具有改善虚弱症状，改善心脏功能，调节血脂，改善微循环，抗疲劳、抗氧化、抗衰老作用，并具有一定程度的改善学习记忆功能。实验研究证明，该对药急性、亚急性毒性试验，最大耐受量实验，均未发现任何不良反应，具有较高的安全性[87]。

国医大师何任的带病延年之道

何任（1921—2012），浙江杭州人，出身于中医世家，当代著名中医学家，2009年获得首届“国医大师”称号。何老年望九秩，仍忙于诊务，笔耕不辍，服务病患70余年，自己也曾多次罹患恶疾，但仍以高龄谢世。何老始终认为，要为人民服务，首先要有良好的身体状态，做到养生为己，养生为民。

真知源于实践，何老历尽劫波，带病延年，其养生思想以及养生实践，值得我们深入学习。何老认为精神上要有修养；身体上要阴阳调和；生活上要适应自然规律；饮食上有所节制；锻炼

[86]高益民.施今墨“御品”二次开发上市后的再评价[J].首都医药,2008(14):15-18.

[87]高益民.施今墨的经典方药——益肾强身丸、防衰益寿丸[J].首都医药,2005(07):37-53.

休息张弛有度，不过分疲劳。这样，精神和形体都很健旺，就能“尽终其天年，度百岁乃去”。

养生养心，怡情养神

何老认为，中医的养生学说，源远流长，包括了精神、环境、气候、饮食、起居、服药等多方面的内容，但是精神养生应放在首位。《素问》曰：“精神内守，病安从来。”何老书房寿世草堂的挂壁上书写着《心经》：“心无挂碍，无挂碍，故无有恐怖。”精神安定，心无挂碍，身体则平安健康。何老认为，工作之余赏听音乐、吟咏诗词、挥毫泼墨也是非常好的养心怡情、防治疾病的方法。

何老尤其喜爱中国民族音乐，体会到其具有明显的养神之效，可令人“宽胸怀，坚意志，心情畅快；舒肝膈，健脾胃，茶饭添香”。何老曾写到，《将军令》《雨打芭蕉》《二泉映月》《渔舟唱晚》《汉宫秋月》《平沙落雁》等一些传统名曲，听后身心有一种宁静、舒坦、开阔、安谧的感觉。何老喜听《春江花月夜》，一曲听罢像是尽情欣赏了美丽的春江夜色，可使人排除心中烦扰，心神舒爽[88]。

何老喜欢吟诵诗词，认为吟诵好的诗词，可以使人进入诗词所描绘的境界之中而心情舒畅，鉴赏诗词佳句而悠然神往。对于“孤舟蓑笠翁，独钓寒江雪”“停车坐爱枫林晚，霜叶红于二月花”一类的叙景诗，在繁忙工作之后一吟，常会感到气血调和，百脉舒畅，得到一种恬宁的心境。何老52岁那年，因病卧床，思想消沉，心情黯淡，当读到陶菊坡的《五十初度》“纵然便死原非夭，若竟长生也听天”，遂心情宽松，随遇而安，结合积极正确的治疗

[88]何任.养生与民族音乐[J].养生月刊,2009,30(07):580-582.

方案，病情好转，恢复了健康[89]。何老从多年体会中得出：忙时，闲时，喜、怒、哀、乐等情绪激动时，平心静气地吟诵一些符合情境的诗词，可以排烦，可以宽胸，可以开怀，对身心健康大有益处。

何老还喜欢绘画，通过作画，抒发自己的喜悦之情。何老在所有孙辈办喜事或者曾孙辈出生的时候，都会画上一幅画，题材多是花开富贵的牡丹图，并写上自己的祝福语。

何老的这些日常爱好，都能怡养心神，使心境平和，情绪舒缓，有利于身体的健康。

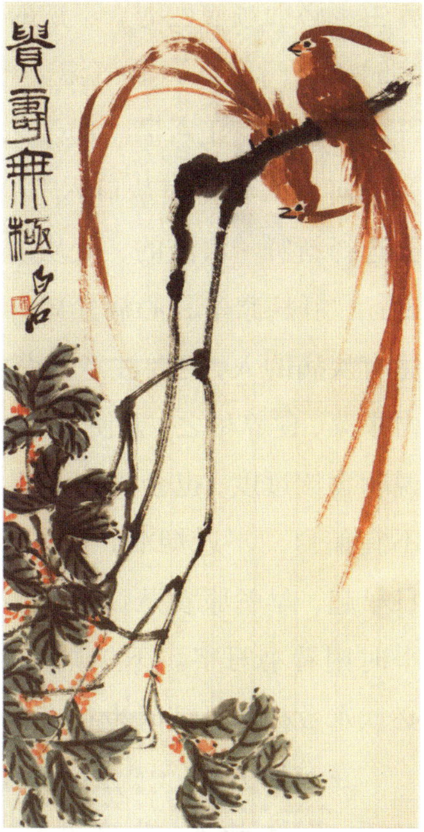

齐白石 贵寿无极图

顺应四时，食饮有度，起居有常

《素问·四气调神大论》曰："阴阳四时者，万物之终始也，死生之本也。逆之则灾害生，从之则苛疾不起，是谓得道。"指出了自然界的机体必须适应自然气候的重要意义。"寒伤形，热伤气"，"寒暑过度，生乃不固"（《素问·阴阳应象大论》），说明过冷过热都会使人体受到影响，甚至感而致病。何老认为，

[89]何任.医学与诗词[J].浙江中医药大学学报,1992(01):47-48.

养生也必须顺应四时，不逆时令，避免直接接触剧烈的气候变化，适时关开门窗，调节气温，严寒时以炉火、空调加温，酷暑时避开烈日暴晒，正所谓“虚邪贼风，避之有时”。

何老认为“病从口入”，不加选择的饮食是不适宜的。食材要选择新鲜、清洁的，变质的食物坚决不可食用。《灵枢·五味》说：“肝病禁辛，心病禁咸，脾病禁酸，肾病禁甘，肺病禁苦。”患有疾病的人，更要注意按营养的需求，在医生的指导下选食。“谷肉果菜，食养尽之，无使过之，伤其正也”（《素问·五常政大论》）。说明食饮过度，也会损伤身体，应根据个人体质，使营养均衡为宜，不宜偏食，不近烟酒，不能过饥不食，也不能多食过饱。何老每日早起，早餐服食薏仁粥和牛奶，而后早读，门诊日按时去门诊，平时则看书写字。下午则必午睡小憩，三餐正点。门诊时，何老必饮水数杯，饥饿时也补充一些保健饮料，不过不欠，饮食有度。

在起居方面，《素问·生气通天论》曰：“起居若惊，神气乃浮。”《素问·举痛论》言：“劳则气耗”，指出操劳过度，可耗气耗神，令心神不安。《灵枢·大惑论》曰：“神劳则魂魄散，志意乱。”一个人心神浮越，绝不利于健康。适当的工作、休息，适度的运动锻炼，“微动四极（四肢）”，“劳动关节，常令通畅”，有助于气血的运行。何老认为八段锦、太极拳、广播操，持之以恒地锻炼，都有益于健康，切忌做一些体力不能负荷的长跑、久走，否则会对健康造成影响。工作、学习、休息都宜相对平衡，有足够的休息才有足够的精力工作。玩乐过度，睡眠不足，均非养生之道。

虚人药补，益寿延年

何老认为，养生之道，需要适当地进补。尤其是中老年人，日积月累地消耗，多伴有气血阴阳之不足，《素问·至真要大论》："虚则补之。"为了调和人体的阴阳、气血、寒热、虚实各个方面，使其保持相对平衡与协调，常采用一些药物，以各种补益的方法来防病抗衰老，从而达到古代医家所说的"阴平阳秘，精神乃治"的养生目的。可以根据节令、年龄、性别、体质状况等的不同，分别选择进补。何老认为中医书籍上记载的补益方剂，可以按"四季五补"加以区别应用。所谓"四季五补"，就是根据春、夏、秋、冬四季不同气候特点的补法，即春宜升补，夏宜清补，秋宜平补，冬宜温补，一般宜通补，即通常适用的意思。升、清、平、温分别是指药物的属性和类别，除了四季可以选择不同的却病延年药物外，处方也有养阴、助阳、益气、补血等不同。

何老认为中医古籍中记载了很多有名的延年益寿方剂，流传千百年，比如明代龚廷贤《寿世保元》所载"扶桑至宝丹"、明代《本草纲目》引邵应节方"七宝美髯丹"、清代《世补斋医书》所载"首乌延寿丹"等，组方药物性味平和，现代药理研究表明均具有防病抗衰作用，可以参考应用。

何老还推荐平时饮食可以常服一些补益药膳、粥与简易食疗方等，均有益于却病和防老。如黄芪炖鸡具有益气、养血、补虚之功，黄精鳝鱼具有益气助阳之功，核桃鹌鹑蛋具有益肾、健脑、养肝之功，虫草鸭子具有补虚、益肾、平喘之功等。冬虫夏草性温味甘，含有虫草酸、冬虫夏草素、蛋白质等，有益肾补肺、止血化痰的作用，用 9~15 克虫草与鸭子一只，以及适当作料一起炖蒸，适用于秋冬之际进补，可以提高人体抵抗力。何老每天的早餐，一般都是薏苡仁煮熟，代粥食用。何老认为薏苡仁不仅能够补益中气、健脾利湿，而且具有美颜的功效。现代药理研究也证实薏苡仁提取物具有抗肿瘤的作用，是肿瘤患者不可多得的药食两用之品。

何老通过自身实践，证明养生不仅可以延年，而且还能祛疾。何老反对刻意养生，认为将养生的一些理念和做法融入生活，融入工作才是真正的养生之道。

国医大师邓铁涛的健康长寿之道

邓铁涛（1916—2019），广东省开平市人，出身于中医世家，是我国当代著名的中医学临床家、理论家、教育家，也是中医养生家，广州中医药大学终身教授，2009 年获得首届“国医大师”称号。邓老致力于中医理论研究半个多世纪，提出“五脏相关”学说，应用于指导心血管疾病及内科杂病的防治，取得了显著的疗效和积累了丰富的临床经验。

邓老将这些防治疾病的经验施诸自身，倡导“养生重于治病”，推崇“上工治未病”思想。邓老认为，养生即保养生命，发挥人的主观能动性，通过对人体综合、全面的调理，提高机体的各项生理功能，从而预防疾病的发生。养生的目的一是延年，二是防病。养生之道，可以使弱者壮，病者易已。邓老在实践中总结积累了丰富的养生保健经验，重视养心、养德以养神，发展出了一套形神共养、行之有效的养生理念和方法。

养心养德以养神

中医理论认为心主神明，为五脏六腑之大主，心神失养，则五脏六腑俱危，心神需要静养才能主明而下安，所以养生必先养心。养心，不仅指养护心脏，还包括安养心性，调节情绪。七情是重要的致病因素之一，情绪虽起于无形之心性，却能作用于有形之脏腑，长期或过度的负面情绪会对身体健康形成负面影响，如大怒伤肝，大喜伤心，久思伤脾，过悲伤肺，惊恐伤肾。只有心神宁静，五志平和，方能五脏调和、形体康健，因此，调养心神、调节情绪是养生过程中的重要方法。邓老常说："人若想健康长寿，除了要有健康的体魄外，还要有一个好的精神。"

邓老在繁忙的工作之余，常利用晨间或睡前的时间练习书法、静坐、冥想，以使心神安定，心态安然。他说："书法能养神，养神能练意，使一切杂念全抛之九霄云外，这种全身心的投入，有益于健康长寿。"邓老每遇到心情不畅，常常持笔写字让自己安静下来。此外，邓老平时还通过静坐、冥想等方法获得内心的平静安详。静坐的要点是：双腿交互盘坐，稳坐于板椅上，上身自然放松，头位正直，自然闭目，两手置于腹前相互轻握，以人体感觉舒适为度，按平常呼吸，静坐约 30 分钟。此法晨起做可以积蓄精力，睡前做可以安神助眠，在旅途中做还能安定心神。

邓老认为勤修德行，养济世之心，养浩然正气，可以塑造个人的价值观与人生观，使人心胸开阔、心神安宁，有利于健康。他推崇孔子、孙思邈的教诲，孔子指出"仁者寿"，"大德者必得其寿"，孙思邈也多次强调养德的重要性："养生之道，重在养神；养神之要，重在养德。"邓老时时处处以解除患者病痛为要，与人为善，凡事顺其自然；不慕名利，两袖清风；提携后辈，谆谆教诲，为中医药的传承发展呕心沥血，不辞劳苦。曾经有一个 12 岁的湖南男孩患重症肌无力，辗转找到邓老治疗，当病情已有好转时，经费告罄。邓老得知此事，一力承担此后的治疗费用，并再三叮嘱医护人员要加强护理。孩子得救后，在纸上写了几个字："邓爷爷你为什么要救我？"邓老只是说："学雷锋，希望你长大报效祖国。"邓老的"养德"由此可见一斑。

运动生阳，杂食不偏，日常保健以养形

生命在于运动，邓老认为"动则生阳"。《素问·生气通天论》曰："阳气者，若天与日，失其所，则折寿而不彰。"阳气是人体生殖、生长、发育、衰老和死亡的决定因素。每天有充沛的精力去学习和工作，对疾病的抵抗力，都需要身体阳气的支持。如果久坐少动，阳气化生不足，人容易感到疲倦乏力。邓老认为八段锦、太极拳等内功，用意不用力，以意为主，以意引气，以气运肢体，不偏不倚，不会伤气耗血，不会运动量过大，造成"积劳成疾"，所以非常适合中老年人练习。如能持之以恒，则气血流畅，体力日健，精神日充，可达到健康长寿之目的。

邓老从 50 岁开始，坚持每日上下午两次的八段锦练习，他建议初学时可采取自然呼吸法，动作熟练后，逐步采用腹式呼吸，最后达到动作、呼吸、意念有机结合。另外，邓老坚持午间散步，戏称此为"午间散步采阳养生法"，可"采阳助肾"，在天气晴朗的日子，邓老喜欢午餐前在自己居住的楼下绕楼 10 圈，以温阳补肾。肾藏精，精生髓，髓充脑，脑为髓海，结合此理论，邓老

还注重动脑以延缓脑衰老，退休后仍坚持门诊服务病患；每日读书、看报，关心国内外时事；应邀到国内外的中医院校开展讲座、授课。这些都是邓老年过期颐仍耳聪目明、口齿清晰的重要原因。

邓老强调饮食“杂食不偏，饮食有节”。邓老主张进食宜杂，五谷杂粮、酒肉果蔬均可进食，关键在于不过量。食物也有寒热温凉之偏性，更有酸苦甘辛咸之殊味，缺之则易令人体气血阴阳失衡，正气不足则苛疾易起。邓老还经常趁出差之便，品尝当地特产，一则尝鲜，二则对纠正身体阴阳之偏颇有所帮助。邓老每天三餐定时、定量，坚持每餐七分饱，平时喜欢清淡、易消化的食物，根据四时变化合理调整饮食。如在夏秋之际，服用清粥，以清肠道、护脾胃；夏天因广东酷暑炎热，会适当吃些苦瓜，以清心火。邓老还强调饮食宜温不宜凉，以顾护脾胃，维持饮食营养物质的消化吸收，脾胃健旺方能健康长寿。

此外，邓老有良好的日常保健习惯。每日坚持鸣天鼓、聪两耳、击枕处、勤梳头，以此按摩头部穴位、促进血液循环，从而耳聪目明。邓老坚持冷热水交替洗澡，数十年如一日，一生皮肤保持较好弹性，老年斑很少。冷热水交替洗澡还能促进全身血管的血液循环。邓老提醒，年长者、有高血压的患者，刚开始时注意冷热水的温差不能太大，否则易出现意外，要待身体适应后才可以加大温差。邓老睡前喜用温热水沐足以提高睡眠质量，创制了“高血压沐足方”，其组成为：怀牛膝30克、川芎30克、白芷10克、钩藤30克、夏枯草10克、吴茱萸10克、肉桂10克，用该方泡脚，在高血压患者的临床治疗和日常保健上，其疗效广受大众的认可。

药食两用，取其平和，常服益寿

邓老认为性味平和的滋补中药尤其是药食两用之品，对养生益寿具有非常重要的作用。邓老从中医养生书籍记载的养生药物中，选取药性平和之品，如枸杞、杜仲、肉苁蓉、女贞子、山萸肉、桑葚子等，经常适量服用以养精保肾。邓老平时喜欢服用人参陈皮汤或人参陈皮田七汤（人参陈皮汤制法：人参10克，陈皮5克，水煎煮后去渣取汁，代茶服用），此方益气健脾、化痰散结、补而不腻。若再加入田七5~10克，可取得活血化瘀的效果。邓老在临床上亦擅长以人参、三七合温胆汤（由茯苓、陈皮、半夏、枳实、竹茹、甘草、生姜、红枣组成）化裁治疗冠心病，取益气化痰、祛瘀通脉之功，使心脉通畅，而达到防治冠心病的目的。

邓老每日坚持服用1~2枚核桃，服用方法：先将核桃肉放在小碗中，加少量水和盐，然后放在微波炉中加热2分钟，取出来凉5~10分钟后食用，松脆可口。邓老言："核桃外形像大脑，有益智的作用，常食能增长智慧，保持大脑的记忆力。核桃加热时加少量盐，既能当作增加食欲的小菜，还有保健的功效。咸能入肾，吃核桃让我感到最明显的作用是夜尿减少，次日早晨大便通畅。"邓老每周食用3~4次鱼，邓老说："鲫鱼有益气健脾、利水消肿、通络之功能，对于肝硬化腹水患者，用鲜鲫鱼与赤小豆共煮汤服食有一定的食疗功效；而草鱼有暖胃和中的作用，是温中补虚的鱼类食品，脾胃虚寒者可多食用。"邓老晚睡前都会补充一杯牛奶，牛奶具有补虚损、益肺胃、生津润肠及安神之功效。结合现代研究发现，常年喝奶还可以有效补充钙质，防止骨质疏松。

邓老养生不仅有扎实的中医理论依据，并且在实践中持之以

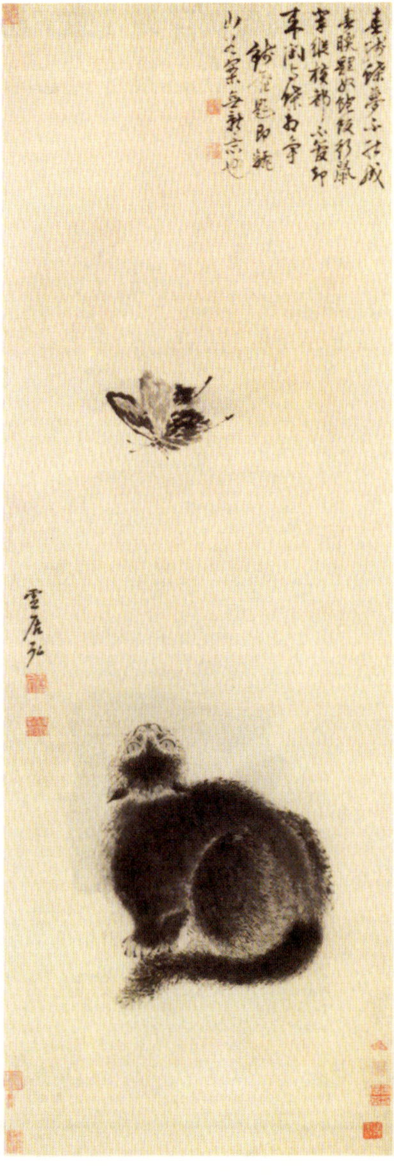

明 孙克弘 耄耋图轴

“耋”为七八十岁，“耄”为八九十岁，绘画中蝶和猫，取“耋耄”谐音，寓意祝福长寿。

恒，形成了以饮食、起居、导引、药物等为基础的一套完整的养生方法，并以自身的长寿与健康做了最好的阐明。邓老 102 岁高龄时仍思维清晰，耳聪目明，真正达到了高质量的长寿，这得益于持之以恒的养生实践。

第六章

历代抗衰老经典名方选粹

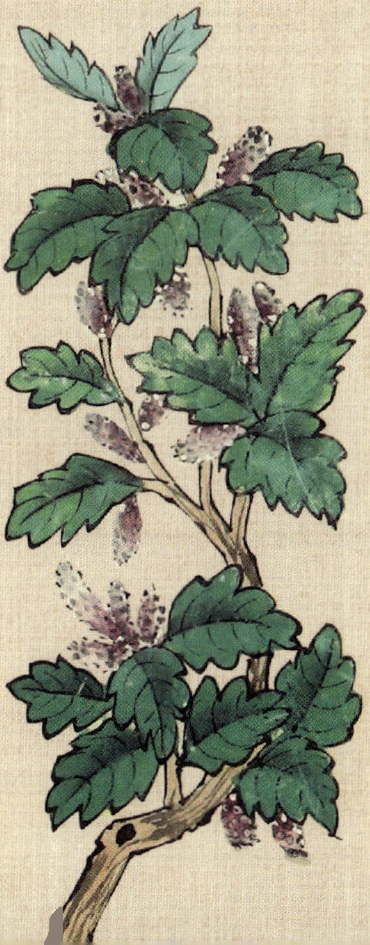

抗衰老经典名方，即在中医古籍中反复出现，抗衰老功效记载明确，药物组成平和、安全、精练的方剂。古代抗衰老方剂中同名方普遍存在，有些组成仅一两味药物之差，有些则相差较大；另外还有方名不同，组成类似的方剂。说明抗衰老方剂在发展过程中，有传抄记载，也有独立发展。兹列举以下历代具代表性的抗衰老经典名方，并进行方药解说。

养命开心益智方

【出处】唐代孙思邈《备急千金要方》。

【组成】干地黄、人参、茯苓各二两，远志、肉苁蓉、菟丝子各三两，蛇床子二分。

【制剂用法】上七味治，下筛，服方寸匕，日二。

【功能主治】补肾填精，养心安神，益智强记。适用于心肾两虚、精血衰少所致的失眠健忘、神经衰弱，并伴有情绪低落、头晕目眩、神疲乏力、腰膝酸软、阳痿遗泄、阴下湿痒等症。

【按语解说】

本方为补养心肾益智之剂。心藏神，肾藏精并主骨生髓，脑为髓之海、元神之府。心、肾、脑与记忆密切相关。心神、脑之元神，均依赖肾精的滋养，肾精的化生需要元阳、心阳蒸腾肾水。若心肾不足，则精不养神，神衰健忘。

方中人参补五脏、安精神、定魂魄，茯苓养心、安魂、养神，两者均为“开心、益智、止健忘”之圣药；干地黄为补肾填精生髓、益阴养血之圣药；菟丝子益精髓、坚筋骨，以助地黄之用，又可温阳益肾，去老人腰痛膝冷，溺有余沥；肉苁蓉，味甘，性微温，养五脏之精，滋肾补精血，助火以温肾阳；远志交通心肾，助人参、茯苓开心益智之功；蛇床子味苦辛，性温热，具有温肾助火之功，于益气填精药中，少佐本品，以阴中求阳。肾受五脏六腑之精而藏之，五脏气旺，乃能生精，故心气旺，肾精足，方能养神益智。《千金方衍义》解析本方曰："地黄滋心血，人参固中气，茯苓安神志，余皆滋补下元，收摄虚阳，不使上扰灵明也。"

全方协同，补养五脏，重在心肾并补，填精益髓，益气安神，开心益智。临床适用于心肾亏虚，水火失交证所致的神经衰弱、老年性痴呆、中毒性脑病、健忘症等的辨证治疗。本方药性平和，有抗衰老、提高免疫力、营养大脑等作用，还可用于治疗心肾阳虚的阳痿、腰痛膝冷、小便无力或余沥不尽等症。

无比山药丸

【出处】宋代《太平惠民和剂局方》。

【组成】山药二两，肉苁蓉四两，五味子六两，菟丝子、杜仲各三两，牛膝、泽泻、熟干地黄、山茱萸、茯神、巴戟天、赤石脂各一两。

【制剂用法】上为细末，炼蜜和丸，如桐子大，每服二十至三十丸，食前温酒或米饮下。

【功能主治】温阳益精，培元固本，补肾健脾。适用于诸虚百损，饮食虽多，不生肌肉，或少食而胀满，体无光泽，头晕目眩，耳鸣腰酸，冷痹骨疼，四肢不温，或烦热有时，遗精盗汗，尿频遗尿，带下清冷等脏气衰惫者。

【按语解说】

无比山药丸，原名无比薯蓣丸，源自《备急千金要方·卷十九》，后因“薯蓣”二字讳名，《太平惠民和剂局方》收录时改为“无比山药丸”，延续至今。

山药平补肺脾肾三脏，可以益气力，长肌肉，强筋骨，润泽皮肤；肉苁蓉益精气，养五脏，补肾之阴阳；熟干地黄补肾填精，益阴养血，通血脉；菟丝子、巴戟天、杜仲温补肾阳，与前药配合加强阴阳平补之功；山茱萸、五味子、赤石脂补而兼固，涩精纳气；牛膝滋补肝肾，补而不滞；茯神养心安神；泽泻利水通淋，养五脏而泻肾中浊水。全方配伍，滋而不寒，温而不燥，补而不滞，是阴阳平补而兼固摄之良方，以山药命名，取其平和，宜久服之义。《太平惠民和剂局方》载：“此药能补经脉，起阴阳，安魂魄，开三焦，破积聚，厚肠胃，强筋炼骨，轻身明目，祛风除湿，无所不治。服之七日后，令人身轻健，四体润泽，唇口赤，手足暖，面有光悦，消食，身体安和，音声清朗，是其验也。”《古今录验》赞其曰：“补益处广，常须服饵为佳，常服壮筋骨，益肾水，令人不老。”

实验研究表明，无比山药丸具有减少蛋白尿、减少血尿、保护肾功能、抗衰老、增强记忆力等作用。临床常用于治疗骨质疏松症、尿道综合征、肾病综合征等属肾气虚者，尤以老人与体弱者更为适宜。

神仙不老丸

【出处】宋代陈直《养老奉亲书》。

【组成】人参、巴戟天、当归、菟丝子各二两，川牛膝、杜仲各一两半，生地黄、熟地黄、柏子仁、石菖蒲、枸杞子、地骨皮各一两。

【制剂用法】磨如细散，炼蜜为丸，如梧桐子大，每日空心、午间、临卧三次服，每服七十粒，盐酒、盐汤任下。

【功能主治】补益五脏，调和六腑，填精实髓，滋充百脉，润泽三焦，活血助气，温养荣卫，乌须发，驻容颜，安神益智，延年抗衰。适用于脏腑虚损之早衰症。

【按语解说】

方中人参大补元气，补益脾肺，安神增智；熟地黄、枸杞子补肾填精，滋阴养血；生地黄、地骨皮养阴清热；菟丝子、杜仲、巴戟天温补肾阳，强筋壮骨；川牛膝补益肝肾，活血通络；柏子仁、石菖蒲养心安神，豁痰开窍；当归养血活血。本方为平补之圣药，性平无毒，是中老年人养生保健之佳品，久服可强身健体，防衰益寿。

根据《选奇方》记载：作者年幼时操劳过度，身体衰惫不堪，年方三十，即生白发，三十五又生白须。四十九岁时，惨遭丧子之痛，容貌早衰之状更加明显。后偶遇金华张先生，传之神仙不老丹，以进补强身。作者按方制药，服用百天之后，黄白之发都已转黑。

益寿地仙丸

【出处】宋代《圣济总录》（又名内养丸，草还丹）。

【组成】甘菊花三两、枸杞二两、巴戟天（去心）二两、肉苁蓉（酒浸一宿，洗净切片焙干）四两。

【制剂用法】上四味为细末，炼蜜和丸，如梧桐子大。每服三十丸，空心盐汤下，温酒亦得。

【功能主治】补五脏，填骨髓，续绝伤，清头目，聪耳听，黑鬓发，补益丹田，和血驻颜，轻身健体，益寿延年。适用于五脏虚损所致之容颜憔悴，须发早白，目暗耳聋，腰膝酸软，性功能低下等早衰症状。

【按语解说】

方中巴戟天辛温，益肝肾，安五脏，强筋骨，秘精壮阳；肉苁蓉甘温，养五脏，益精气，兴阳道，补劳伤。二者皆为温润之品，温肾阳，益精血。枸杞甘平，补益肝肾，明眼目，止消渴，坚筋骨；枸杞、巴戟天、肉苁蓉滋阴壮阳，同补先天之本。菊花甘辛，清利头目，疏风散热，止头眩肿痛。菊花与枸杞，自古皆为养生上品。传说南阳郦县山中有“甘谷水”，甚是甘美，附近山民，均饮谷水，无不长寿。究其原因，谷上左右皆生菊花，菊花坠入水中，水味为之变甘，山民高寿正是得此之力也。现代研究表明：菊花可以扩张冠状动脉，增加冠脉血流量，改善心肌缺血，故可用以防治冠心病、心绞痛、高血压和血清胆固醇增高症。

本方虽仅四味药，然而功效不俗，《丹溪心法》《御药院方》中均有记载其益寿延年之效果。该方药物性味平和，适用于中老年人保健常服，久服清头目，补益丹田，驻颜润发。其药物配比可根据季节变化进行调整："春秋枸杞菊花加一倍，冬夏苁蓉巴戟加一倍。"

地仙丸

【出处】宋代《圣济总录》。

【组成】枸杞子、陈曲（炒）、甘菊、熟干地黄（焙）、肉桂（去粗皮）各二两，肉苁蓉（切，酒浸一宿，焙干）一两半。

【制剂用法】上六味，捣罗为末，炼蜜和丸，如梧桐子大，每服三十丸，酒饮任意下，空心食前服。

【功能主治】乌髭黑发，聪耳明目，宽膈进食，安神延年，令身体轻健。治劳伤，除寒热，调营血，除头昏目眩。

【按语解说】

方中熟地黄滋肾填精，枸杞子滋补肝肾，两者合用，增强滋肾养阴作用；肉苁蓉温肾阳，益精血；肉桂辛温，养精神，和颜色，通血脉，温脾肾；陈曲开胃消食，破癥结，逐积痰，除胀满；菊花清利头目，平补肝肾。本方诸药合用，阴阳双补，兼顾脾胃，生精养血，明目乌发。

人参固本丸

【出处】元代沙图穆苏《瑞竹堂经验方·羡补门》（《寿亲养老新书》又名二黄丸）。

【组成】熟地黄（洗）、生地黄（洗）、天门冬（去皮）、麦门冬（去心）各一两，人参半两。

【制剂用法】上五味为细末，炼蜜为丸，如梧桐子大，每服五十丸，空心，温酒、盐汤送下。

【功能主治】益气阴，养心肺，补肾精。适用于心、肺、肾三脏俱虚，真阴亏损，精亏血少所致的形体消瘦，形容憔悴，精力衰减，咳逆气短，咽干口燥，自汗盗汗，消渴，烦热，大便干结，舌红少苔等症。

【按语解说】

本方原为延年益寿而立，意在培育先天之本。方后注曰："夫人心主血，血生气，气生精，精盛则髭发不白，颜貌不衰，延年益寿。其夭阏者，多由服性热之药，不能滋生精血也。而药之滋补者，无出生、熟二地黄与天、麦二门冬，人徒知服二地黄，而不知服二门冬为引也。盖生地黄能生精血，天门冬引入所生之地；熟地黄能补精血，用麦门冬引入所补之地，四味互相该载，本草又以人参为通心气之主，五味并归于心，而药之滋补诚无过也。十日明目，二十日不渴，自此可致长生也。"

《清太医院配方》与《清太医院秘录医方配本》中均盛赞本方："治元气不足，形体瘦弱，诸虚百损，五劳七伤，精竭气短，腰痛耳鸣，四肢酸软，老人精寒，阴囊冷汗，及少年先天不足，肌肤憔悴。一切损伤元气之症，皆可服之。此药能填精益肾，补气和血，聪耳明目，健步轻履，固齿延年，乌须黑发，有返老还童之功。”

熟地黄滋肾填精；生地黄养阴清热；麦门冬养阴润燥，清肺胃之火；天门冬养阴，清降肺肾虚热。四者虽皆能养阴，然各有所长。人参大补元气，气能生血、统摄阴液。五者同用，元气充盛，精血得补，本方久服，具有生精固本之效。然而本方偏于清润滋养，对于脾虚纳呆、苔腻便溏者，应禁用。

后世在此方基础上，加入山药平补肺脾肾、止泻涩精，山茱萸温补肝肾、涩精纳气，茯苓养心安神、祛湿健脾，泽泻利水泻浊，丹皮清虚热，即合并六味地黄丸，制成中成药人参固本丸。全方配伍更加周全，滋而不腻，补而不滞，且服用方便。

延寿丹

【出处】元代朱丹溪《丹溪心法》。

【组成】天门冬（去心）、远志（去心）、山药、巴戟各二两，赤石脂、车前子、菖蒲、柏子仁、泽泻、川椒（去目炒）、熟地黄、生地黄、枸杞、茯苓、覆盆子各一两，牛膝（酒浸）、杜仲（炒）、菟丝子（酒浸）、肉苁蓉各四两，当归（酒洗）、地骨皮、人参、五味子各一两。

【制剂用法】上为末，炼蜜为丸，如梧桐子大。每服七十丸，日一至两次。

【功能主治】滋肾精，养心神，补脾土，益肝血，保肺气，大补五脏虚损不足。壮筋骨，润肌肤，乌须发，聪耳明目，开心益智，壮神健步，强阴壮阳，益寿延年。用于颜色衰朽，形体羸瘦，神衰力弱，耳聋目暗，须发早白，腰膝疼痛，步履艰难，中年即阳事不举，女子不孕，二便不畅等。

【按语解说】

中医古籍中延寿丹有多个版本，而《丹溪心法》延寿丹组成药味虽多，但药性平和，温而不热，清而不寒，配伍严谨，紧密契合衰老的病机：五脏虚损为本，痰瘀相兼为标。全方五脏同补、偏于补肾，人参、柏子仁、五味子、远志、茯苓养心安神；肉苁蓉、巴戟天、覆盆子温肾填精；熟地黄、枸杞子、杜仲、菟丝子、牛膝补益肝肾；五味子敛肺滋肾；天门冬清肺滋肾；人参补脾益肺；山药肺脾肾同补。驱邪之品选择具有攻补兼施、补中有泻之效的药物，如茯苓养心安神健脾，又可利水渗湿；牛膝滋补肝肾，又可活血化瘀，引血下行；远志宁心安神，又可祛痰开窍；巴戟天补肾助阳，又可祛风除湿；生地黄养阴生津，又可清热凉血；柏子仁养心安神，又可润肠通便等。对于衰老引起的上实下虚、遗精滑泄、小便不利诸症，以天门冬清肺降火，生地黄清热养阴，地骨皮凉血退蒸，赤石脂、五味子益精止泻，车前子、泽泻利水通淋。

据笔者统计，延寿丹组方 23 味药中，其中有 20 味均出现在古代抗衰老方剂前 27 味（出现频率≥ 10%）高频药中，其中有 19 味在《神农本草经》中记载具有“延年”“不老”“耐老”“增年”等功效。后世多见与此方类似的抗衰老方剂。如：明代《摄生众妙方》“神仙延寿丹”，又名延龄丹，由延寿丹加一味山茱萸组成，“能养血、黑须鬓、延年益寿，宜清晨服。服至百日后，颜色永无衰朽，发白返黑，虽是八十老人，阴阳强健，目视十里，气力不衰，常行远地不乏”。明代《古今医统大全》所载“延寿丹”，由《丹溪心法》延寿丹去赤石脂、车前子，加麦门冬、茴香、鹿茸组成，“治诸虚百损怯弱，病后虚损，元气不复。凡人中年之后当服，可以却疾延年”；明代《万病回春》“延龄固本丹”，由《丹溪心法》延寿丹加麦门冬、木香、山茱萸而成，“治五劳七伤、诸虚百损，颜色衰朽、形体羸瘦，中年阳事不举、精神短少，未至五旬须发先白；并左瘫右痪、步履艰辛、脚膝疼痛，小肠疝气，妇人久无子息，下元虚冷。服至半月，阳事雄壮；至一月，颜如童子，目视十里，小便清滑；服至三月，白发返黑。久服，神气不衰，身轻体健，可升仙位”。清代宫廷抗衰老名方“长春益寿丹”（《慈禧光绪医方选议》），由《丹溪心法》延寿丹去赤石脂、车前子、当归，加麦门冬、山茱萸、木香组成，“大补心、肾、脾、胃四经虚损不足，壮筋骨，补阴阳，乌发，壮神，健步，暖子宫，泽颜色。主腰酸体倦，神衰力弱”，是清宫帝后常服的滋补药方。历代医家的多次传抄记载，也表明了《丹溪心法》延寿丹强健益寿的功效明确。

养寿丹

【出处】元代许国祯《御药院方》。

【组成】远志（去心）、石菖蒲、巴戟天（去心）、白术、茯苓、地骨皮、续断、枸杞子、甘菊花、细辛、熟地黄、车前子、何首乌、牛膝、苁蓉、菟丝子、覆盆子，以上各半两。

【制剂用法】上一十七味为细末，炼蜜和就，复臼千杵，丸如梧桐子大。每服二十丸，空心温酒下。

【功能主治】补五脏，散麻痛，驻容颜，黑髭鬓，壮筋骨，久服不老。用于五脏亏虚所致，心悸失眠，体倦乏力，纳差食少，腰膝酸软，须发早白，牙齿松动等。

【按语解说】

本方为补气养血，滋阴壮阳，养心安神而设。方中熟地黄、何首乌补血养血；白术、茯苓益气健脾；巴戟天、肉苁蓉、续断温肾壮阳；枸杞子、覆盆子滋补肝肾之阴；地骨皮除阴中之伏火；菟丝子温肾阳，滋肾阴，健脾益气；远志、石菖蒲养心安神，交通心肾；牛膝滋肝肾，壮腰膝，活血通络；菊花、车前子、枸杞子养肝明目；细辛辛温，除风寒湿痹。诸药合用，作用和缓，为平补五脏之剂。可用于中老年的滋补保健，久服强身健体，益寿延年。

因细辛含有马兜铃酸，使用不当会有一定的肾毒性，所以不宜久服，若作为滋补保健方服用，宜去除细辛。

打老儿丸

【出处】明代万表《万氏家抄济世良方》。

【组成】石菖蒲（去须毛，嫩桑枝条拌蒸晒干，不犯铁器）、干山药（蒸出晒干）、川牛膝（去头，用黄精自然汁浸，漉出，酒浸一宿。若无黄精，酒浸三日，漉出，细锉，焙干）、远志（去心，甘草汤浸一宿）、巴戟（去心，枸杞子汤浸一宿，漉去，酒浸一伏时，菊花同焙令黄，去菊花）、续断（去筋，酒浸一伏时，焙干）、五味子（蜜浸蒸，从巳至申，又以浆水浸一宿，焙干）、楮实子（水浸三日，去浮者，晒干，酒浸一伏时，漉出，蒸从巳至亥，焙干）、杜仲（去皮，酥蜜炒去丝）、山茱萸（取肉，暖火焙干）、茯神（去皮心，捣细，于水盆搅浊，去浮）、熟地（瓷锅柳木甑蒸之，摊令气歇，拌酒再蒸，晒干，勿犯铜铁器）、小茴香（酒浸一宿，炒）、肉苁蓉（酒浸一宿，刷去沙土、乳甲，劈破中心，去白膜）、枸杞子。

【制剂用法】上为细末各等分，酒糊丸如梧桐子大。每服三十丸，空心温酒下，或白汤亦可。

【功能主治】温补心肾脾胃，治疗五劳七伤等一切虚损。神志俱耗，精神短少，筋力顿衰，腰脚沉重，肢体倦怠，两脚麻冷，不能行走，血气羸乏，瘦弱食减，眼目昏花，发热盗汗，阳事不举，小便无度，遗精白浊，牙齿浮痛等症。

方书中还记载了关于此方得名的故事：四川有一个叫陈转运的官员到地方去体察民情。一天，他在青城山下，看见一妇人，看上去大约三十岁，行走如飞，步履矫健，手执木棒正追打一个须发皆白、老态龙钟的老头儿，而那老头儿却不敢还手。陈转运感觉煞是奇怪，朗朗乾坤，太平盛世，这妇人竟不敬老，反而欺凌老人，毫无纲常之礼，违反朝廷以孝治天下之思想，于是赶忙前去制止，并质问妇人因何打老者。接下来，那妇人的一席话让陈转运等人目瞪口呆，惊诧不已。原来这妇人竟是那老者的母亲，因常年服用家传秘方配制的一种药丸，所以虽然已经一百多岁了，仍身轻如燕，体态姣好。妇人有数子，均遵老人服药之法，因此这些儿子虽都年过古稀仍保持青春年貌，只有她的小儿子性格乖僻，不听她的劝告，屡屡不服她配制的药丸，结果七十多岁，就变得老态龙钟，弯背弓腰，白发苍苍。为此，她十分生气，常常追打儿子，逼迫他服用药丸。

这可真是白天遇到活“神仙”，陈转运赶忙下马跪拜妇人，愿求此方流传救济世人。于是，妇人所制药丸，求者甚众，后人遂将此药称为“打老儿丸”。

【按语解说】

肾为先天之根本，藏五脏六腑之精气，主管人体的生长、发育和生殖。肾主骨，生髓，主司二便。肾所藏之精为元阴，肾精所化之气为元阳。元阳，也被称为命火，是人身一切机能活动的原动力。操劳疾病或随年龄增长，肾精逐渐亏损，元阴元阳亏虚，髓海空虚，可出现脏腑功能衰退的虚损症状，神志衰惫，腰膝酸软，肢体倦怠。命火不能熏蒸脾胃，消谷化食减弱，则饮食减少，血气羸乏，眼目昏花。肾气虚衰，则阳痿遗精，小便频繁无度。肾精肾水不足，不能上制心火、涵养心神，导致心肾不交，遗精白浊，发热盗汗，心神失养，失眠健忘。本方用巴戟天、续断、杜仲温补肾阳，熟地、枸杞子、肉苁蓉、山茱萸填补肾精，山药平补肺脾肾，茯神健脾安神，石菖蒲祛湿化痰，远志安神定志，石菖蒲、远志对药交通心肾并开窍启智，楮实子助阳补虚，充肌壮骨，小茴香能入肾经气分，同补命门之火，火旺则土强，增强脾胃健运化食。本方药性平和、不温不燥、不寒不腻，具有心、肝、肾、脾、胃同补之功，平补肾阴肾阳，强筋健骨，安神定志，非常适合中老年人以及亚健康人群中虚证者长期服用，培补先后天之根本，防病治病，益寿延衰。

关于服用此方益寿延年的一则案例，记载于明代黄承昊的《折肱漫录》，该书名取自“三折肱成良医”之意，记录作者亲身阅历之医事：泉州一个叫作黄汝良的老者，官至宗伯，平时常服用补中益气汤与还少丹（由打老儿丸方中减去一味续断组成），以资助元气之损耗，年至90余岁，仍然精神矍铄，食欲旺盛，老而不衰。

七宝美髯丹

【出处】明代李时珍《本草纲目》引《积善堂方》。

【组成】何首乌赤、白（各一斤，米泔水浸三四日，瓷片刮去皮，用淘净黑豆二升，以砂锅木甑，铺豆及首乌，重重铺盖，蒸之，豆熟取出，去豆晒干，换豆再蒸，如此九次，晒干，为末），牛膝（半斤，去芦，酒浸一日，同何首乌第七次蒸之，至第九次止，晒干），赤、白茯苓（各一斤，用牛乳五升煮乳干为度），补骨脂（半斤，炒香），当归（四两，酒浸，焙干），枸杞子（四两，酒洗净焙干），菟丝子（半斤，酒浸，研成泥焙干）。

【制剂用法】共为细末，炼蜜丸如鸡头子大。每服一丸，日进一二服，空心温酒、午后姜汤、临卧盐汤服。

【功能主治】补肝肾，益精血，乌须发。适用于中老年肝肾两虚所致早衰之症，如须发早白，牙齿动摇，腰膝酸软，筋骨痿弱，梦遗滑精，肾虚不育等。

【按语解说】

该方在《万氏家抄济世良方》中又称为七珍至宝丹，是主治肝肾精血亏虚、须发早白的代表名方。肝藏血，肾藏精，精血互化。发为血之余，若肝血不足，上不荣发，则须发早白；齿为骨之余，若肾精不足，骨髓不充，则牙齿动摇；肾精不足，不能温养，则腰膝酸软；肾精不固、不能主生殖，则梦遗滑精，肾虚不育。

相传明朝嘉靖皇帝早年不得子嗣，重金求子，后由方士邵元节献上秘方，服之，故能有子。御医院将其命名为“七宝美髯丹”，是其由来也。

方中重用何首乌补肝肾，益精血，乌须发，壮筋骨，为君药。枸杞子补肝肾，益精血；菟丝子补肾阳，固肾精，是为臣药。当归养肝补血；补骨脂补肾固精；牛膝补肝肾，强筋骨；赤、白茯苓健脾渗湿，且制诸药之滋腻，共为佐药。诸药相配，大滋肝肾精血，乌发固齿。本方阴阳并补，精血互生，平补不峻，温润平和。

笔者统计发现，何首乌自明朝开始，被广泛应用于益寿延年方中。现代药理研究也表明，何首乌富含卵磷脂、大黄素等成分，能显著降低血清胆固醇，缓解动脉粥样硬化的形成，并具有强壮筋骨、降低血糖、强心、促进新陈代谢、抗衰老等作用。然而何首乌生用具有肝毒性，配方用药应严格按照规范炮制方法进行炮制减毒。古代所载抗衰老方中，何首乌的炮制过程均加入黑豆反复蒸制，其原因一方面黑豆具有解毒作用，另一方面黑豆具有补肾益阴之功，可增强何首乌的补益作用。

延龄聚宝丹

【出处】明代吴旻《扶寿精方》。

【组成】何首乌（去皮）赤、白各四两，生地黄（肥嫩者）八两，熟地黄（鲜嫩者，俱忌铁）、白茯苓（去皮）、莲蕊、桑葚子（紫黑者）、甘菊花（家园黄白二色）、槐角子（十一月十一日采，炒黄）、五加皮（真正者）[90]各四两，天门冬（去心）、麦门冬（去心）、茅山苍术（去皮，泔浸一宿，忌铁）、石菖蒲（一寸九节者）、苍耳子（炒，捣去刺）、黄精（鲜肥者）、肉苁蓉（酒洗，去甲心膜）、甘枸杞（去蒂捣碎）、人参、白术（极白无油者）、当归（鲜嫩者）、天麻（如牛角尖者）、防风（去芦）、牛膝（酒洗）、杜仲（姜汁浸一宿，炒断丝）、粉甘草（去皮，炙）、沙苑蒺藜（炒，舂去刺）各二两五钱。

【制剂用法】上锉片，生绢袋盛，无灰醇酒九斗，瓷坛中春浸十日，夏浸七日，秋冬浸一十四日，取出药袋，控干，晒、碾为末，炼蜜丸如梧桐子大。每服五十丸，无灰酒下。每五更服三小杯，仍卧片时，年久亦然，但觉腹空，并夜坐服三杯，最益。

【功能主治】补五脏，益气血。用于五脏虚损，气血不足所致，腰膝酸软，心悸心烦，须发早白，牙齿松落。

【按语解说】

全方药物共27味，多为益气养阴之品，配以祛风胜湿药通络止痛，平肝息风药以定惊止痉。方中何首乌、生地黄、麦门冬、天门冬、枸杞子滋补五脏之阴，配槐角子凉血清热，去阴中伏火；杜仲、肉苁蓉、沙苑蒺藜温补元阳；熟地黄、桑葚子、黄精、当归益精养血；莲蕊固精止泻；人参、白术、茯苓、甘草益气健脾；牛膝补肝肾，壮腰膝，活血通络；甘菊花益肝明目，疏散风热；石菖蒲畅心神，怡心情，益心志，为开窍、养心、宁神之要药。

药味虽多，组方严谨，配伍精当。诸药相合，补五脏，益气血，强身壮体，聪耳明目，固齿坚牙，畅快百骸，潜消百病。

---

[90]作者注：五加皮品种较多，据考证以红毛五加为基源的刺五加补益、抗衰老功效最优，“真正者”是指选产地最优、补益效果最好的刺五加。

该方后记载一则验案：林以和，自 39 岁始服此方，至今 64 岁时，宿病咸愈，身体强壮，须发不变，耳目聪明，牙齿坚固，精神胜常。

胡尚书壮阳丹

【出处】明代吴旻《扶寿精方》。

【组成】莲肉（水浸去皮心）八两，甘枸杞、芡实、干山药、白茯苓（去皮）、山茱萸（去核）各四两，年老人加辽参四两。

【制剂用法】上为细末，熟糯米一升，炒黄色为末，白糖五两，酥油五两拌匀，瓷器贮藏。每早沸汤调服五六匙。

【功能主治】固肾涩精，宁心健脾。用于中老年脾肾两虚，心肾不交所致遗精滑精、白浊带下、大便稀溏、小便频数、阳痿不举及遗尿等症。

【按语解说】

方名“壮阳丹”，取阴阳互根之意，以求“阴生阳长”“阴中求阳”。方中莲肉养心安神，益肾涩精，补脾止泻为君；甘枸杞滋补肝肾，益精明目；山茱萸补益肝肾，既能补精，又可壮阳、涩精固脱；山药补脾益肺，固肾涩精；芡实固肾涩精，健脾止泻；白茯苓养心安神，健脾益气。可见本方专于固肾涩精，兼能宁心健脾。老年体弱之人，加入辽参，大补元气，增强养心安神，益智健脾之功。本方所用皆为质柔性平之品，配伍稳妥，作用和缓，可作为中老年脾肾两虚之人的强壮滋补食疗药膳，久服可以强身健体，益寿延年。

五仁斑龙胶

【出处】明代龚廷贤《寿世保元》。

【组成】鹿角（连脑盖骨者佳，自解者不用，去盖用生，净）五十两、人参五两、天门冬（去皮心）五两、麦门冬（去心）五两、枸杞子五两、川牛膝五两。

【制剂用法】后五味药为末，以鹿角入净坛内，注水至坛肩，用笋壳油纸封固其口，大锅内注水，用文武火密煮三昼夜足，时常加入沸汤于锅内，以补干耗。取出，滤去渣，将汁复入阔口砂锅内，煎熬成胶，和入药末。每服一匙。

【功能主治】养血生精，补益心肾，培填五脏，益智宁神，美颜色，却病延年。适用于肾精元阳内乏，以致胃气虚弱，下焦虚惫，伴见自汗，头眩，皮肤干枯，容貌憔悴，四肢无力，遗精梦泄，腰膝酸软等。

【按语解说】

方中以鹿角熬成鹿角胶为君药，鹿有“寿牲”之称，大能温补命门精血，益气力，补虚损，强筋骨，暖肾腰，却老延年；人参补五脏，安精神，止渴生津，开心益智；枸杞子益精髓，壮心气，补肝肾，明眼目，坚筋骨，补劳伤；天冬性微寒，去虚热，强骨髓，保肺气，养肌肤，益气力；麦冬清肺润燥，解渴除烦，降心火而安悸，美容颜；川牛膝填骨髓，利腰膝，引虚热下行，活血祛瘀，利尿通淋。诸药共煎熬成膏，补益五脏，重在补肾，养血生精。

精乃肾之主，神乃心之主，肺为气之主，血乃肝之藏。应事太烦则伤神，纵欲思想则伤精，饥而言多则伤气，久视郁怒则伤肝，饮食劳倦则伤脾，久行伤筋，久立伤骨，久坐伤肉，此乃五劳七伤之属也。或禀赋素薄之人，又兼斫丧太早者，五脏元气受亏，虚火内盛。斑龙胶为血肉上品之良剂，配伍人参、枸杞、天冬、麦冬之属，善斡旋心肾，资填五脏，益精神，充气血。男女虚弱之病，或 50 岁以上之人，服之以复真元，非此不能。龚廷贤盛赞其为“培复精神”“疗复虚损”之圣药也。

阳春白雪糕

【出处】明代龚廷贤《寿世保元》。

【组成】白茯苓（去皮）、怀山药、芡实仁、莲肉（去心皮）各四两，共为细末；陈仓米半升，糯米半升，白砂糖一斤半。

【制剂用法】先将药米二味，用麻布袋盛放甑内，蒸极熟取出，放簸箕内，加入白砂糖同搅极匀，揉作一块，用小木印印作饼子，晒干收贮。每日三餐，任意取食。

【功能主治】养元气，补虚损，健脾益气，补肾固精，养心安神。适用于脾胃虚弱、肾元不固之精神倦怠、神疲乏力、饮食无味、食不作饥、便溏泄泻、遗精滑精、白浊带下、自汗、虚烦不眠等症。可用于老年消化功能减退、儿童营养不良及厌食。

【按语解说】

方中茯苓甘平，健脾祛湿，养神益智；芡实又称鸡头米，《神农本草经》载芡实“补中，益精气，强志，令人耳目聪明”，既能健脾益气，又可补肾固精；山药甘温，补脾益肺，补肾涩精；莲子肉甘涩平，《神农本草经》载莲子肉“补中养神，益气力，除百疾，久服轻身耐老，不饥延年”，《本草纲目》载“莲子，交肾，厚肠胃，固精气，强筋骨，补虚损，利耳目，除寒湿，止脾泄久痢，赤白浊，女人带下崩中诸血病”，养心健脾，止泻止带；糯米甘温，补肺气，充胃津，补脾止泻；陈仓米即粳米之陈久者，甘淡平，补中益气，渗湿除烦，功专养胃；白砂糖补脾和中，生津润肺。本方重在健脾益气，兼而益肾固元，养心安神，是补益脾胃、抗衰益寿的代表。

本方所用皆为药食同用之品，不温不燥，平补不峻，具有“养神扶元，健脾胃，进饮食，补虚损，生肌肉”之效，制成药膳糕点，香甜可口，能够健脾开胃，增进食欲，老幼皆宜，坚持久服，缓建奇功。龚廷贤曰：“凡年老之人，当以养元气健脾胃为主，每日三餐，不可缺此糕也”，并赞称其为“王道之品，最益老人”。

明代陈实功在此方基础上加入人参和蜂蜜，名曰“八仙糕”，“久服轻身耐老，壮助元阳，培养脾胃，妙难尽述”。后世《医学集成》加入黄芪、薏苡仁、白扁豆，称为“八仙长寿糕”。据《清宫医案》记载，清宫御医据此拟制“八珍糕”，类似点心小食，色、香、味俱胜，皇帝后妃竞相服食，将其视为补益增寿灵丹。尤其得到乾隆和慈禧的青睐。乾隆至 80 余岁时，尤常服之；西太后慈禧 70 岁时，体态容貌若 50 许，并且其慢性泄泻之疾得以疗愈，均得益于长期服用此糕。

长春至宝丹

【出处】清代徐文弼《寿世传真》。

【组成】鹿角胶（牡蛎粉炒成珠）四两、熟地八两、枸杞子（酒蒸）四两、当归（酒蒸）四两、破故纸四两、牛膝（酒洗）四两、巨胜子（炒）四两、巴戟天（酒浸）四两、肉苁蓉（酒洗，去鳞甲）六两、杜仲（姜汁炒去丝）四两、哺退鸡蛋壳（炙黄，研）七个、鳖头（蜜酥炙）五两、黑驴肾（切片，酒煨，杵烂）一条、锁阳（酥炙）四两、黄狗肾（酒煨，杵烂）三条、人参（为末）三两、鸽蛋（煮熟入药）三十六个。

【制剂用法】先将众药磨成细末，将二肾、鸽蛋捣烂，入药拌匀，蜜丸，石臼杵千余下，做成桐子大。每服三钱。

【功能主治】服此丹能健脾开胃，止泻，强筋壮骨，填精补髓，活血助阳，润泽肌肤，调和五脏，助阳种子，延年益寿，返老还童。用于中年以后命门火衰、精血亏虚所致须发早白，肌肤枯槁，眼目昏花，食欲不振，腰膝酸痛，尿频便溏，阳痿不举，精寒不育。

【按语解说】

方中所选大多系滋补肝肾之要药，具有温肾益精之功。肾主藏精，肝主藏血，乙癸同源，精血相生，故能填精补髓，活血助阳。精足血旺，则肤润筋强，耳聪目明，须发转黑。本方另一特点为，配伍了大量血肉有情之品：鹿角胶、黑驴肾、黄狗肾、鳖头、鸽蛋填精益髓，温肾壮阳，以精补精，其效力宏。鹿角胶温肾阳，益精血，强筋骨，为君药；辅以肉苁蓉、杜仲、巴戟天、锁阳、破故纸（补骨脂），增强温肾助阳、强筋健骨之功；哺退鸡蛋壳，是指孵化小鸡后的蛋壳，取其温阳益气之效；辅以熟地、枸杞子、巨胜子（黑芝麻），增强填精益髓、滋阴养血之力，又可制约上药之温燥；佐以当归、牛膝养血活血，疏通经脉郁滞；人参大补元气，健脾宁心安神，与上药相伍，既能益气温阳，又可益气生血，诸药合用，阴阳双补，精血互助，填精为胜，温而不燥，补而不偏，适合久服，故方名“长春”，堪称“至宝”。

《寿世传真》作者徐文弼曰：“惟取平易而素尝历验者，略载数方，以备采择，既自宝以护身，兼广传而寿世。”可见作者曾亲身体会到长春至宝丹药性平易，而功效历验。并评价此方：“凡人六十以后，急需接助，以救残衰，服此丹，至老无痿弱之症。”中老年人肾虚火衰、精血不足，宜趁早补益，延衰防患。

《集验良方》所载长春至宝丹，在此基础上加入鹿茸、蚕蛾、韭子、葱子、何首乌、金樱子，峻补肾阴肾阳，壮命门之火，助阳种子，温阳之性雄厚。临床常用于男性不育之症，或中年阳痿不举，不适合中老年无病久服，以防助火伤阴。

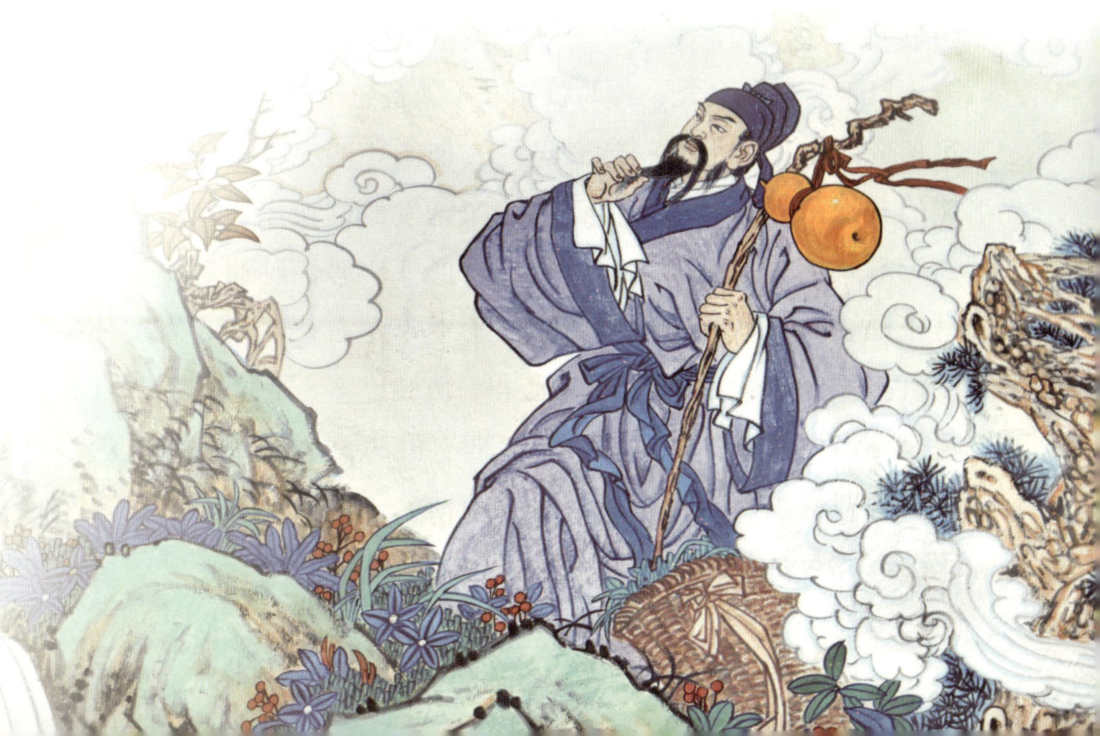

结 语

《灵枢·天年》曰："以母为基，以父为楯……使道隧以长，基墙高以方，通调营卫，三部三里起，骨高肉满，百岁乃得终"，强调先天禀赋强壮是人体长寿的重要因素。然而，正如《黄帝内经灵枢集注》所言："人秉先天之气虚薄，而后天犹可资培，亦可延年益寿"。《养性延命录·教诫篇》亦曰："我命在我，不在于天"，"修短寿夭，皆自人为"（《素问病机气宜保命集》）。现代科学也已证明，人类个体的最高预期寿命由其遗传因素所决定，人们所处的生活环境、生活方式、后天调养等决定了个体的最终存活年龄和生存质量。

人至中年，自身往往有一种体会，就是明显感觉到做事情力不从心，失去了年轻时旺盛的精力和体力。这正是"年四十，而阴气自半也，起居衰矣"（《素问·阴阳应象大论》），"人年五十以上，阳气日衰，损与日至"（《备急千金要方》）的体现。虽然此时人体容貌、形体衰老的表现尚不明显，机体脏腑组织功能的衰退已经非常显著了，由此而诱发的高血压、糖尿病、冠心病、心肌梗死、脑卒中、生殖功能低下、恶性肿瘤等疾病高发，这正是衰老导致的结果。"故人于中年左右，当大为修理一番，则再振根基，尚余强半。敢云心得，历验已多，是固然矣。"（《景岳全书·中兴论》）所以，想要拥有健康高质量的晚年生活，中年时期即应重视调补已衰退之脏腑精气，巩固根基，长寿医家们正是抗衰老养生实践的验证者。

抗衰老方剂在追求健康长寿的需求下应运而生，以发源于《黄帝内经》的衰老学说为指导，历经后世医家学术思想发展的影响。经历了自汉代至清代两千多年的发展，积累了丰富的理论和实践经验。从对抗衰老方药的数据统计分析中得出，衰老的实质为五脏虚损为本，气血阴阳亏虚，从而出现气涩血瘀、心神失养、寒湿内生、虚损滑脱的本虚标实症。抗衰老方药以补虚为主，尤其注重养心、补肾、健脾，兼用活血、理气、祛痰、开窍、利水之功效的药物，形神共养，以后天养先天。从方药的角度，梳理了衰老学说的发展脉络，使其得以清晰地呈现，并对“五脏虚损致衰”进行了印证。

抗衰老方剂组方药物性味以甘温、甘平为主，辅以苦寒、苦温和辛味。无阳则阴无以长，无阴则阳无以化，阴阳互用，如五色成文而不乱，五味相济而得和也。热无偏热，寒无偏寒，温无聚温，凉无聚凉，得其中和，此古代抗衰老方剂制方之大旨也。高频药物均为平和之品，其选用与配伍以《神农本草经》为法度，具有一定的规律性和倾向性。

虽然衰老的进程是不可避免的，中医药抗衰老具有超前的主观意识，提倡充分发挥自身主观能动性，在未衰之时即采取有效干预手段，预防早衰发生和延缓衰老进程。中年时期，即开始选用性味平和的抗衰老方药，通过小剂量、长期缓服，防治老年疾病、改善老年人的健康状况，从而达到实现“健康老龄化”的目的。因此，中医药抗衰老是有理论指导、有方药实践的科学地提高老年生活质量的行为。

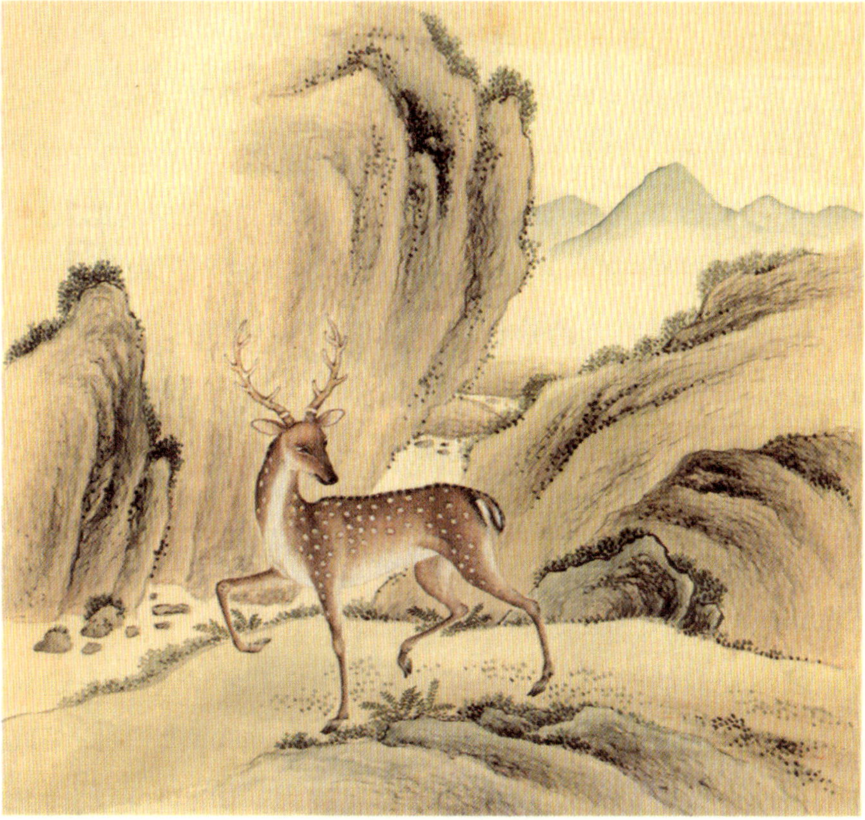

清 余省、张为邦 兽谱图册之鹿页

参考资料

1.[魏]吴普等述;[清]孙星衍,[清]孙冯翼辑.神农本草经[M].太原:山西科学技术出版社,1991.

2.黄帝内经素问[M].北京:人民卫生出版社,2005.

3.灵枢经[M].北京:人民卫生出版社,2005.

4.[晋]葛洪原著;王均宁点校.肘后备急方[M].天津:天津科学技术出版社,2005.

5.[晋]葛洪.抱朴子[M].上海:上海书店,1986.

6.[隋]杨上善.黄帝内经太素[M].北京:中医古籍出版社,2016.

7.[唐]王焘.外台秘要[M].北京:中国医药科技出版社,2011.

8.[唐]孙思邈.千金翼方[M].天津:天津古籍出版社,2009.

9.[唐]孙思邈.备急千金要方[M].天津:天津古籍出版社,2009.

10.[唐]甄权,尚志钧撰.药性论辑释本[M].合肥:安徽科学技术出版社,2006.

11.[魏]吴普.吴普本草[M].北京:人民卫生出版社,1987.

12.[南朝]陶弘景编;尚志钧,尚元胜辑校.本草经集注辑校本[M].北京:人民卫生出版社,1994.

13.尚志钧辑校.名医别录辑校本[M].北京:中国中医药出版社,2013.

14.[五代]吴越日华子集.日华子本草[M].合肥:安徽科学技术出版社,2005.

15.[宋]王怀隐等.太平圣惠方[M].北京:人民卫生出版社,1982.

16.[宋]赵佶.圣济总录[M].北京:人民卫生出版社,1982.

17.[宋]太平惠民和剂局编;刘景源点校.太平惠民和剂局方[M].北京:人民卫生出版社,1985.

18.[宋]陈直撰;[元]邹铉增补.寿亲养老新书[M].福州:福建科学技术出版社,2013.

19.[宋]陈直.养老奉亲书[M].北京:北京大学医学出版社,2014.

20.[宋]洪遵.洪氏集验方[M].上海:上海科学技术出版社,2003.

21.[元]朱震亨.丹溪心法[M].北京:人民卫生出版社,2017.

22.[元]朱震亨.格致余论[M].北京:人民卫生出版社,1956.

23.[元]许国祯.御药院方[M].北京:中医古籍出版社,2015.

24.[元]忽思慧.饮膳正要[M].上海:上海古籍出版社,2017.

25.[元]沙图穆苏.瑞竹堂经验方[M].北京:中国医药科技出版社,2012.

26.[元]王珪.泰定养生主论[M].上海:上海科学技术出版社,2014.

27.张志斌主编;[元]李鹏飞编;[明]胡文焕校;张志斌,张心悦,李强校点.三元参赞延寿书[M].福州:福建科学技术出版社,2013.

28.[明]陈嘉谟撰.本草蒙筌[M].北京:人民卫生出版社,1988.

29.[明]龚廷贤.万病回春[M].北京:中国医药科技出版社,2014.

30.[明]龚廷贤.寿世保元[M].天津:天津科学技术出版社,2006.

31.[明]吴旻,王来贤.扶寿精方[M].北京:中医古籍出版社,1986.

32.[明]张时彻.摄生众妙方[M].北京:中医古籍出版社,1994.

33.[明]高濂.遵生八笺[M].北京:中国医药科技出版社,2011.

34.[明]张介宾.景岳全书[M].北京:人民卫生出版社,2007.

35.[明]陈实功.外科正宗[M].北京:人民卫生出版社,2007.

36.[明]李时珍.本草纲目[M].北京:北京联合出版公司,2015.

37.[明]缪希雍.先醒斋医学广笔记[M].北京:中医古籍出版社,2000.

38.[明]缪希雍著;郑金生校注.神农本草经疏[M].北京:中医古籍出版社,2002.

39.[清]徐文弼.寿世传真[M].北京:中国医药科技出版社,2017.

40.[清]陈修园著.神农本草经读[M].福州:福建科学技术出版社,2007.

41.[清]汪昂原著;王效菊点校.本草备要[M].天津:天津科学技术出版社,1993.

42.[清]张璐著.本经逢原[M].北京:中医古籍出版社,2017.

43.[清]叶桂撰.本草经解[M].北京:学苑出版社,2011.

44.[清]曹廷栋撰.老老恒言[M].北京:人民卫生出版社,2006.

45.[清]徐大椿.慎疾刍言[M].南京:江苏科学技术出版社,1984.

46.[清]刘汉基.药性通考[M].北京:中医古籍出版社,1994.

47.[清]陆懋修.世补斋医书[M].北京:中医古籍出版社,2014.

48.[明]武之望辑.济阳纲目[M].江苏广陵古籍刻印社,1982.

49.[南朝]陶弘景撰.养性延命录[M].上海:上海古籍出版社,1990.

50.江克明.抗衰老方剂词典[M].上海:上海中医学院出版社,1987.

51.韩明向等.现代中医延缓衰老学[M].北京:人民卫生出版社,2004.

52.刘汴生主编.衰老与老年病防治研究[M].武汉:华中科技大学出版社,2009.

53.李俊德主编.长寿有道名老中医谈养生[M].北京:华夏出版社,2006.

54.陈可冀,李春生主编.新编抗衰老中药学[M].北京:人民卫生出版社,1998.

55.成蓓,曾尔亢主编.老年病学[M].北京:科学出版社,2018.

56.罗吉芝.诗经[M].成都:四川人民出版社,2019.

57.滕昕,刘美伶.山海经[M].成都:四川人民出版社,2019.

58.刘理想主编.中医历代名家学术研究丛书:龚廷贤[M].北京:中国中医药出版社,2017.

59.金香兰主编;张玉辉副主编.古代大医养生之道:中医养生名家学术思想研究[M].北京:北京科学技术出版社,2014.

60.李俊德编著.国医大师谈养生[M].北京:学苑出版社,2010.

附　录

有关论述衰老与抗衰老的中医古代文献摘选

帝曰：人年老而无子者，材力尽邪？将天数然也？岐伯曰：女子七岁，肾气盛，齿更发长。二七而天癸至，任脉通，太冲脉盛，月事以时下，故有子。三七，肾气平均，故真牙生而长极。四七，筋骨坚，发长极，身体盛壮。五七，阳明脉衰，面始焦，发始堕。六七，三阳脉衰于上，面皆焦，发始白。七七，任脉虚，太冲脉衰少，天癸竭，地道不通，故形坏而无子也。丈夫八岁，肾气实，发长齿更。二八，肾气盛，天癸至，精气溢泻，阴阳和，故能有子。三八，肾气平均，筋骨劲强，故真牙生而长极。四八，筋骨隆盛，肌肉满壮。五八，肾气衰，发堕齿槁。六八，阳气衰竭于上，面焦，发鬓颁白。七八，肝气衰，筋不能动。八八，天癸竭，精少，肾脏衰，形体皆极，则齿发去。肾者主水，受五脏六腑之精而藏之，故五脏盛，乃能泻。今五脏皆衰，筋骨解堕，天癸尽矣。故发鬓白，身体重，行步不正，而无子耳。帝曰：有其年已老而有子者何也？岐伯曰：此其天寿过度，气脉常通，而肾气有余也。此虽有子，男不过尽八八，女不过尽七七，而天地之精气皆竭矣。

（《素问·上古天真论》）

年四十，而阴气自半也，起居衰矣；年五十，体重，耳目不聪明矣；年六十，阴痿，气大衰，九窍不利，下虚上实，涕泣俱出矣。……有余而耳目聪明，身体轻强，老者复壮，壮者益治。是以圣人为无为之事，乐恬憺之能，从欲快志于虚无之守，故寿命无穷，与天地终，此圣人之治身也。

（《素问·阴阳应象大论》）

岐伯曰：人生十岁，五脏始定，血气已通，其气在下，故好走；二十岁，血气始盛，肌肉方长，故好趋；三十岁，五脏大定，肌肉坚固，血脉盛满，故好步；四十岁，五脏六腑，十二经脉，皆大盛以平定，腠理始疏，荣华颓落，发颇斑白，平盛不摇，故好坐；五十岁，肝气始衰，肝叶始薄，胆汁始减，目始不明；六十岁，心气始衰，苦忧悲，血气懈惰，故好卧；七十岁，脾气虚，皮肤枯；八十岁，肺气衰，魄离，故言善误；九十岁，肾气焦，四脏经脉空虚；百岁，五脏皆虚，神气皆去，形骸独居而终矣。

黄帝曰：其不能终寿而死者，何如？岐伯曰：其五脏皆不坚，使道不长，空外以张，喘息暴疾，又卑基墙，薄脉少血，其肉不石，数中风寒，血气虚，脉不通，真邪相攻，乱而相引，故中寿而尽也。

（《灵枢·天年》）

人年五十以上为老，二十以上为壮，十八以上为少，六岁以上为小。

（《灵枢·卫气失常》）

老者之气血衰，其肌肉枯，气道涩，五脏之气相搏，其营气衰少而卫气内伐，故昼不精，夜不瞑。

（《灵枢·营卫生会》）

四十以上，则不可服泻药，须服补药。五十以上四时勿阙补药，如此乃可延年，得养生之术耳。

（[唐]孙思邈《备急千金要方·卷一·论服饵第八》）

论曰：凡人春服小续命汤五剂，及诸补散各一剂。夏大热，则服肾沥汤三剂。秋服黄芪等丸一二剂。冬服药酒两三剂，立春日则止。此法终身常尔，则百病不生。俗人见浅，但知钩吻之杀人，不信黄精之益寿。但识五谷之疗饥，不知百药之济命。

（[唐]孙思邈《备急千金要方·卷二十七·服食法第六》）

人生四十以下，多有放恣，四十以上，即顿觉气力一时衰退，衰退既至，众病蜂起，久而不治，遂至不救。

人年四十以上，常固精养气不耗，可以不老。……勿服泻药，常饵补药大佳。

（[唐]孙思邈《备急千金要方·卷二十七·房中补益第八》）

论曰：人年五十以上，阳气日衰，损与日至，心力渐退，忘前失后，兴居怠惰，计授皆不称心。视听不稳，多退少进，日月不等，万事零落，心无聊赖，健忘嗔怒，情性变异，食饮无味，寝处不安，子孙不能识其情，惟云大人老来恶性不可咨陈，是以为孝之道，常须慎护其事，每起速称其所须，不得令其意负不快。

论曰：人年五十以去，皆大便不利，或常苦下痢，有斯二疾，常须预防。若秘涩，则宜数食葵菜等冷滑之物。如其下痢，宜与姜韭温热之菜。所以老人于四时之中，常宜温食，不得轻之。老人之性，必恃其老无有藉在，率多骄恣，不循轨度。忽有所好，即须称情。即晓此术，当宜常预慎之。故养老之要，耳无妄听，口无妄言，心无妄念，此皆有益老人也。

（[唐] 孙思邈《千金翼方·卷第十二·养老大例第三》）

人非金石，况犯寒热雾露，既不调理，必生疾疠，常宜服药，辟外气和脏腑也。

（[唐] 孙思邈《千金翼方·卷第十四·服药第三》）

若能游心虚静，息虑无为，服元气于子后，时导引于闲室，摄养无亏，兼饵良药，则百年耆寿是常分也。

（[南朝] 陶弘景《养性延命录·序》）

五谷充肌体而不能益寿，百药疗疾延年而不能甘口。

（[南朝] 陶弘景《养性延命录·教戒篇第一》）

经曰：春秋冬夏，四时阴阳，生病起于过用。盖不适其性，而强去为逐，强处即病生。五脏受气，盖有常分，用之过耗，是以病生。善养生者，既无过耗之弊，又能保守真元，何患乎外邪所中也。故善服药，不若善保养。不善保养，不若善服药。世有不善保养，又不善服药，仓卒病生而归咎于神天。噫！是亦未尝思也，可不谨欤！

（[宋]寇宗奭《本草衍义·卷一·衍义总叙》）

殊不知上寿之人，血气已衰，精神减耗，危若风烛，百疾易攻，至于视听，不至聪明，手足举动不随，其身体劳倦，头目昏眩，风气不顺，宿疾时发，或秘或泄，或冷或热，此皆老人之常态也。

大体老人药饵，止是扶持之法，只可用温平、顺气、进食、补虚、中和之药治之。

（[宋]陈直《养老奉亲书·医药扶持第三》）

天癸数穷，则精血耗竭，神气浮弱，返同小儿，全假将护，以助衰晚。

（[宋]陈直《养老奉亲书·戒忌保护第七》）

夫人夜卧，欲自以手摩四肢胸腹十数过，名曰干浴。卧欲侧而屈膝，益气力。常时浊唾则吐，清津则咽，常以舌拄上腭，聚清津而咽之，润五脏，悦肌肤，令人长寿不老。

（[宋]蒲虔贯《保生要录·调肢体门》）

设使齿发云耄，体力渐衰，如能固性命之基，饵补益之药，即何异江河欲竭，引别派以还流，灯烛将残，假他油而更朗，固有益矣。

（[宋]《太平圣惠方·卷第九十八·补益方序》）

人生至六十、七十以后，精血俱耗，平居无事，已有热证，何者？头昏，目眵，肌痒，溺数，鼻涕，牙落，涎多，寐少，足弱，耳聩，健忘，眩运，肠燥，面垢，发脱，眼花，久坐兀睡，未风先寒，食则易饥，笑则有泪。但是老境，无不有此。

夫老人内虚脾弱，阴亏性急。内虚胃热则易饥而思食，脾弱难化则食已而再饱，阴虚难降则气郁而成痰，至于视听言动，皆成废懒。百不如意，怒火易炽。

（[元]朱丹溪《格致余论·养老论》）

孙真人曰："人年四十以后，美药当不离于身。"

（[元]李鹏飞《三元参赞延寿书·卷之四·滋补有药》）

人年六十，心气衰弱，言多错忘。

高年骨肉疏薄，易于感动（感动：感受风寒而扰动阳气），多生外疾，不可早出以犯霜威。

（[元]丘处机《摄生消息论》）

少壮既往，岁不我与。孔子曰："及其老也，血气既衰，戒之在得。"盖因马念车，因车念盖，未得之，虑得之，既得之，虑失之。趑趄嗫嚅而未决，寤寐惊悸而不安。夫二五之精，妙合而凝，两肾中间，白膜之内，一点动气，大如箸头，鼓舞变化，开阖周身，熏蒸三焦，消化水谷，外御六淫，内当万虑，昼夜无停，八面受攻，由是神随物化，气逐神消，荣卫告衰，七窍反常，啼号无泪，笑如雨流，鼻不嚏而出涕，耳无声而蝉鸣，吃食口干，寐则涎溢，溲不利而自遗，便不通而或泄，由是真阴妄行，脉络疏涩，昼则对人瞌睡，夜则独卧惺惺。

（[元]王珪《泰定养生主论·论衰老》）

故以人之禀赋言，则先天强厚者多寿，先天薄弱者多夭；后天培养者，寿者更寿，后天斫削者，夭者更夭。……两天俱得其全者，耆艾无疑也。

（[明]张介宾《景岳全书·先天后天论》）

故人于中年左右，当大为修理一番，则再振根基，尚余强半。敢云心得，历验已多，是固然矣。然而修理之说，亦岂易言？修国家，良臣不易；修身命，良医亦难。

（[明]张介宾《景岳全书·中兴论》）

其黄发之人，五脏气虚，精神耗竭，若稍失节宣，即动成危瘵。盖老人倦惰，不能自调，在人资养，以延遐算。

（[明]刘宇《安老怀幼书·四时养老》）

山木之寿，雨露培之；夫人之寿，药石扶之。

（[明]吴旻《扶寿精方》）

人到五旬以后，如日已衔山，血气精神渐渐衰老，纵活百岁已是有限光阴，世上焉有百岁之人耶？此时凡事皆宜省节，何况色欲，就如看书眼花，走路脚软，饮酒气喘，多语痰生，俱非少年比也。须当事事看破，谨戒房事。

（[清]石成金《长生秘诀·衰老戒房事》）

又中年人，脾肾衰甚，不能资生养化，致木失春荣，视物如烟树云林，或瞳子高低不平，色浊如淤泥，赤带抱风轮而系。

（[清]黄庭镜《目经大成·八十一证·黑白通》）

迨至五十、六十，则渐败，遂有种种病态也。原其所禀，同出阴阳五行之气，知调养与不知，则成强老之异名也。

（[清]章虚谷《灵素节注类编·摄养为本总论》）

或有气血衰弱，借药滋补，亦必择和平纯粹之品，审体气之所偏而稍为资助。

（[清]徐大椿《慎疾刍言·秘方》）

四十以后，虽无嗜欲、劳苦、思虑，然而日减日消，此其故何欤？盖人之生也，顾夏虫而却笑，以为是物之生死，何其促也，而不知我实犹是耳。当其受生之时，已有定分焉。所谓定分者，元气也。

（[清]徐大椿《医学源流论·元气存亡论》）

程伊川曰：世间有三件事可由人力。为国而至于祈天永命，养形而至于却疾延年，为学而至于希贤希圣。此三事分明人力可以胜造化，只是人不为耳。

《真言》曰：凡人着不得力者，身外之事也；着得力者，身内之事也。着力身外之事都无益，着力身内，可以延年益寿。

又曰：虽少年致损，气弱体枯，若晚年得悟，防患补益，血气有增，而神足身泰，可以永年。

又曰：人年纪一老，则百节病生，四体皆患，即此便是苦狱。平日若肯趁早用功，便可免此苦狱，奈何明知而故不为，岂不可悯！

（[清]徐文弼《寿世传真·总述》）

“上古天真论”曰：男子年过八八六十四数，先天渐失，元气寖虚，脏腑皆衰，筋骨弛懈，血脉短促，精神耗散，肌肉无华，日就憔悴。惟借药饵扶护，以培后天。语云：破屋修容易。此之谓也。古圣先哲尝草以备药，治人百病，复遗方书以利后世，诚以医药有斡旋造化之功。无如服饵者，守身不慎，致六气外侵、七情内炽、饮食众毒暗攻，虽日进参术，犹之用兵者，锐师临阵、强寇势盛，寡不敌众，无效则谓参术无功，置而勿论，非自贻伊戚乎。方书所载补益之剂甚多，或真材无处可求，或大药乏资难购，又或铺张灵应，名实不符。今惟取平易而素尝历验者，略载数方，以备采择，既自宝以护身，兼广传而寿世。

（[清]徐文弼《寿世传真·修养宜护持药物第八》）

此言人秉先天之气虚薄，而后天犹可资培，更能无犯贼风虚邪，亦可延年益寿。

（[清]张志聪《黄帝内经灵枢集注·卷六·天年第五十四》）

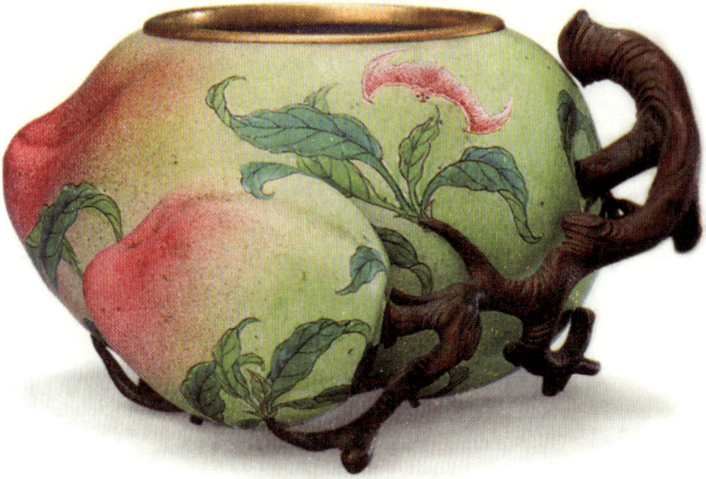

清 画珐琅桃式水丞

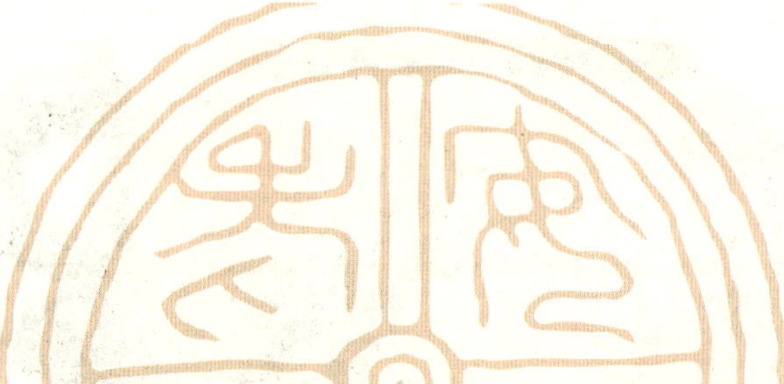